经络上的穴位是人体自带的"灵丹妙药"

取对穴位
治好病

李春深　赵志永◎主编

郝　洋　李　辰◎副主编

U0232681

人体随处可及的
"百宝箱"

中医理论认为，经络是人体随处可及的"百宝箱"，经络上的穴位是人体自带的"灵丹妙药"。经常通顺经络、按摩穴位，不仅能养生保健，还可以激活人体自愈力，赶走病痛。

山西出版传媒集团

山西科学技术出版社

图书在版编目 （CIP） 数据

取对穴位治好病 / 李春深 赵志永主编 . —太原：
山西科学技术出版社，2018.7
ISBN 978-7-5377-5753-9

Ⅰ.①取… Ⅱ.①李… Ⅲ.①穴位按压疗法 Ⅳ.
① R245.9

中国版本图书馆 CIP 数据核字 (2018) 第 031924 号

取对穴位治好病

出 版 人：赵建伟
主 编：李春深 赵志永
策 划：薛文毅
责 任 编 辑：王 璇

出 版 发 行：山西出版传媒集团·山西科学技术出版社
地址：太原市建设南路 21 号 邮编：030012
编辑部电话：0351-4922135
发 行 电 话：0351-4922121
经 销：各地新华书店
印 刷：山西东智印刷有限公司
网 址：www.sxkxjscbs.com
微 信：sxkjcbs

开 本：710mm×1000mm 1 / 16 印张：9.25
字 数：136 千字
版 次：2018 年 7 月第 1 版 2018 年 7 月第 1 次印刷

书 号：ISBN 978-7-5377-5753-9
定 价：36.00 元

序　言

　　中医理论认为，经络是人体的"百宝箱"，经络上的穴位是人体自带的"灵丹妙药"。经常通顺经络、按摩穴位，不仅能养生保健，还可以激活人体自愈力，赶走病痛。

　　例如，当身边的亲人、朋友突发晕厥、心绞痛等急症，而又面临缺医少药的情况下，找到相关的急救穴进行刺激，就能使病情得到缓解；当感冒、咳嗽等常见病突然造访，按摩与疾病相关的特定穴位，就能消除这些小毛病；当身体状况不佳，常感觉腰酸背痛、头晕眼花，到医院检查不出毛病时，通过穴位按摩来寻求解决方案，也许能让您更早地走出亚健康状态……

　　那么，人体的穴位都有哪些功用呢？怎样才能记住并找准穴位，快速取穴呢？找到穴位后如何正确操作呢？鉴于此，我们精心编创了本书，旨在让更多中医零基础的人们也能启动自身的力量，远离疾病。本书分别从缓解十大常见急症、赶走常见病、防治老年慢性病、呵护两性健康、走出亚健康状态、滋养脏腑等方面入手，采用科学有效、简便易行的方法，手把手教您找穴位、做按摩，防病治病。

　　特别提示：本书旨在为广大读者提供健康指导，并非医疗手册。如果您怀疑自己身患疾病，建议您及时到医院接受必要的治疗。

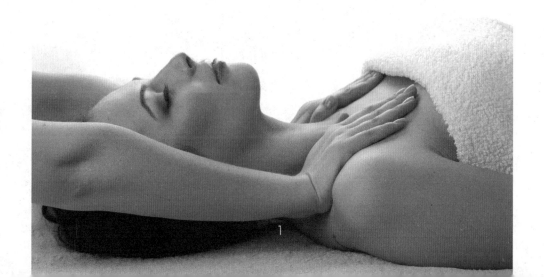

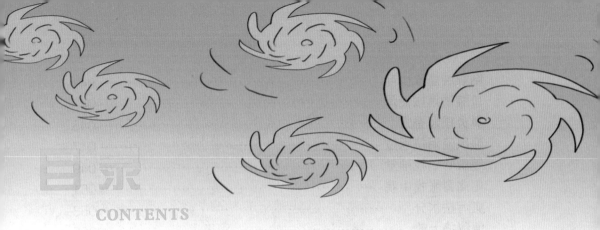

目录
CONTENTS

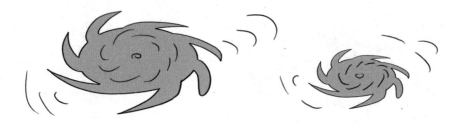

第一章
经络穴位,
人体自带的妙药

　　人体上有纵行的经脉和走行其间起到联络作用的络脉,经脉与络脉相互交织,网络人体,共同构成了人体的经络系统。经络系统是人体中一个无形的调度、控制系统,在人们不知不觉之间,控制和调节着人体的状态。人体的穴位分布于人体的各个部位,其间运行的是气血津液,起到滋养人体脏腑、肌肉、骨骼、筋脉等作用。我们可以通过经络穴位,找到身体不适的部位,对其进行疏通,维系身体的健康。

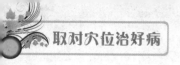
经络，隐藏在人体的宝藏

经络是人体运行气血、联络脏腑、沟通上下内外的通道，是人体功能的调控系统。经络把人体的五脏六腑、四肢百骸、五官九窍、皮肉筋脉等组成一个统一的有机整体，使人体内的功能活动保持相对的协调和平衡。经络学说是研究人体经络系统的生理功能、病理变化及其与脏腑相互关系的学说。它是针灸、推拿、气功等学科的理论基础，是中医学的重要组成部分。

认识经络

经络是经脉和络脉的总称。经，有路径的意思，是经络系统的主干，大多循行于深部，有一定的循行路径。络，有网络的意思，是经脉的分支，

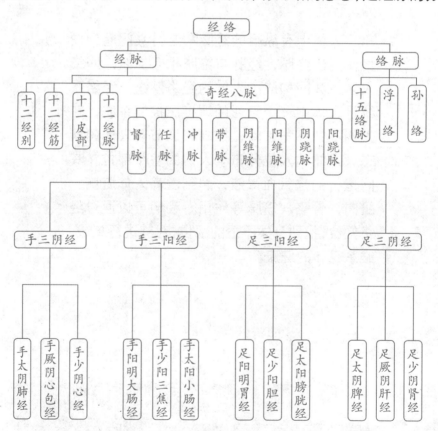

纵横交错，大多循行于皮肤表面，遍布全身。

经络的作用

人体的五脏六腑、四肢百骸、五官九窍、皮肉筋脉等组织器官，之所以能保持协调和统一，完成正常的生理活动，是依靠经络"内属于脏腑，外络于肢节"的作用实现的，即经络将人体组成了一个整体。经络还能将气血供应到各个脏腑组织器官，使各个功能部位共同维持健康的人体。当致病物质入侵人体时，先侵犯皮毛，进而是孙络，然后是络脉、经脉，最后为五脏，这些致病源要经过道道关口才能进入人体内部，经络就是通过这种方式发挥保护人体作用的。

经络是人体的一个快速、高效的"运营网络"，包括了血液、神经传导和各种体液的运输传导。只有它畅通无阻，才能保证各组织和器官的正常、协调运作。

《黄帝内经·素问》记载："气血不通百病生。"因此，通过手法刺激经络穴位，能起到通畅气血、防病治病的作用。

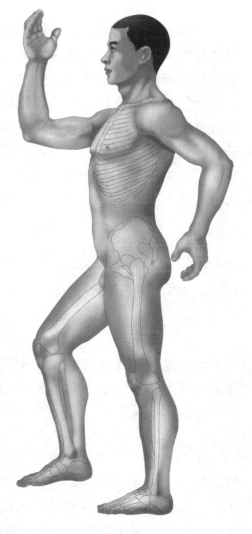

第一章 经络穴位，人体自带的妙药

003

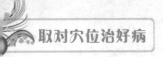

穴位，呵护健康的神奇部位

穴位，学名腧穴，是人体脏腑经络之气输注于体表的特殊部位。穴位与脏腑、气血、经络有密切的生理与病理联系。在生理状态下，它是脏腑经络之气血循行、输注、出入之处，具有濡养脏腑、平衡阴阳的功能，在病理状态下，穴位是邪气入侵机体的门户，又是机体内部或外部疾病反映于体表的"反应点"和治疗的刺激点。它大多位于筋骨、肌肉之间，与经络相连，借助于经络又与脏腑器官相通。一般说来，穴位不是体表上的一个点，而是有一定广度和深度的部位，其大小、深浅主要取决于穴位处的皮肤、肌肉层的厚薄和皮下组织。

腧穴的分类

腧穴可以分为经穴、经外奇穴、阿是穴三种。

★经穴

经穴是分布于十四经脉（十二正经和任督二脉）上的穴位。经穴是人体最重要的穴位，各穴都能主治所属经脉的病症，为临床所常用。

★经外奇穴

简称奇穴。奇穴不归属于十四经脉系统，但具有一定名称、固定位置和一定的主治作用。经外奇穴的分布比较分散，有的经外奇穴并不专指某一个部位，而是指一组腧穴，如八风、十宣等。经外奇穴有特殊的功效，是在实际治疗中取得很好疗效的穴位。

★阿是穴

阿是穴又称不定穴、压痛点，其部位是根据疼痛所在而定，即身体上出现的临时压痛点就是穴位所在。临床上，医生根据按压时患者有酸、麻、胀、痛等感觉和皮肤变化而进行认定。

认识特定穴

十四经脉的穴位，有些穴位是根据其特殊功能而命名的，称为特定穴。在四肢肘、膝关节以下的有五输穴：井穴、荥穴、输穴、经穴、合穴，还有原穴、络穴、下合穴等。在躯干部位有脏腑背俞穴、胸腹部募穴、八会穴和交会穴等。这些特定穴位与脏腑、经络以及人体上下、内外有密切联系，有临床诊断和治疗的双重功能。常用的特定穴主要有以下几种。

原穴是脏腑元气经过和留止的穴位，与人体内脏元气密切相关。

募穴是脏腑之气聚集于胸腹部的一些特定穴位，与背俞穴相对应，其分布一前一后，其属性一阴一阳。

背俞穴是脏腑之气输注于背部的一些特定穴位。

下合穴是六腑相合于下肢阳经的腧穴。

穴位的定位法

在临床上，取穴是否准确，可直接影响治疗的效果。要做到穴位定位的准确，必须掌握正确的方法。穴位的定位方法，可分为以下几种：

★体表标志取穴法

体表标志取穴法是根据人体体表的各种骨性标志和肌性标志来取穴的方法，又称为自然标志取穴法。

（1）头部以五官、眉毛和发际为标志。如两眉之间取印堂。

（2）背部以脊椎棘突和肩胛骨等为标志。如肋弓下缘水平

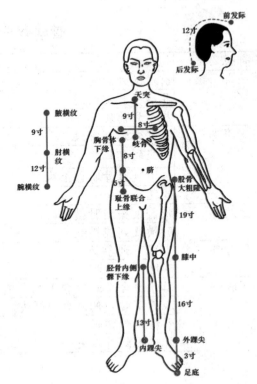

第一章　经络穴位，人体自带的妙药

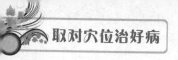

相当于第2腰椎,第7颈椎棘突下取大椎。

（3）胸腹部以乳头、胸骨剑突和脐孔等为标志。如剑突与脐孔连线中点取中脘；两乳头之间取膻中。

（4）四肢以关节、骨突为标志。如阳陵泉在腓骨小头前下方凹陷中。

★骨度分寸定位法

骨度分寸定位法是将人体的各个部位分别规定其折算长度,作为量取腧穴的标准。如前后发际间为12寸；两乳间为8寸；胸骨体下缘至脐中为8寸；脐中至耻骨联合上缘为5寸；肩胛骨内缘至背正中线为3寸；腋前(后)横纹至肘横纹为9寸；肘横纹至腕横纹为12寸；股骨大粗隆(大转子)至膝中为19寸；外膝眼至外踝尖为16寸；胫骨内侧髁下缘至内踝尖为13寸；外踝尖至足底为3寸。此法是以患者的一定部位为折寸依据,因此不论男女、老少、高矮、胖瘦的患者,均可按照这个标准测量。

骨度分寸定位表

部位	起止点	折量寸	度量方法
头部	前发际到后发际	12寸	直
	耳后两乳突之间	9寸	横
	眉心到前发际	3寸	直
胸腹部	天突穴到剑突穴	9寸	直
	剑突到肚脐	8寸	直
	脐中到耻骨联合上缘	5寸	直
	两乳头之间	8寸	横
上肢部	腋前纹头到肘横纹	9寸	直
	肘横纹到腕横纹	12寸	直
侧身部	腋窝下到季肋	12寸	直
	季肋下到髀枢	9寸	直
下肢部	耻骨联合处到股骨下端内侧髁	18寸	直
	胫骨下端内侧髁到内踝尖	13寸	直
	髀枢到外膝眼	19寸	直
	外膝眼到外踝尖	16寸	直

★ 手指比量法

因为人的手指与身体其他部分有一定的比例，故临床上用患者的手指比量取穴。一般规定食指、中指、无名指和小指伸直并拢时，以中指中节横纹处为标准，其四指的宽度作为3寸（图1）；食指、中指、无名指并拢，其横宽面约为2寸（图2）；食、中两指第二指节的总宽度为1.5寸（图3）；大拇指的宽度为1寸（图4）；以中指中节屈曲时内侧两端纹头之间的距离作为1寸（图5）。

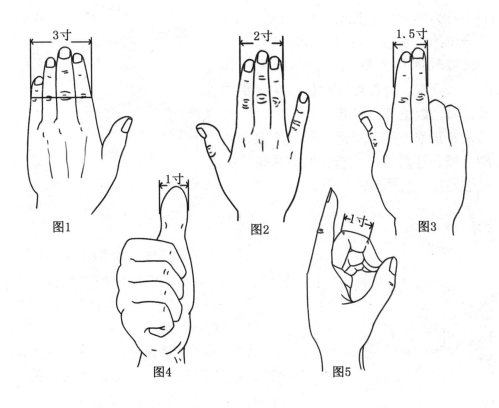

图1　　　　图2　　　　图3

图4　　　　图5

★ 感知找穴法

身体感到异常，用手指压一压，如果有痛感、硬结、痒等感觉，或和周围皮肤有温度差，如发凉、发烫，或皮肤出现黑痣、斑点，那么这个地方就是所要找的穴位。感觉疼痛的部位，或按压有酸、麻、胀、痛感觉的部位，可以作为阿是穴治疗。

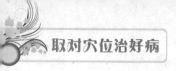
经穴按摩手法，既简单又实用

按摩是指用手或肢体的其他部位，按照各种特定的技巧和规范化的动作，以力的形式在体表进行操作的一种方法。按摩的手法有很多，这里主要介绍较常用的几种。

★推法

用指端、掌根、大鱼际、小鱼际或肘部着力于一定穴位或部位，缓缓地做单方向的直线推动的一种手法。

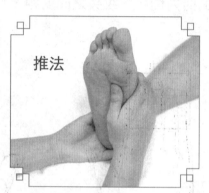

推法

操作时用力要均匀，一般每分钟30～60次。宜在治疗部位涂抹少量油类介质，以免擦伤肌肤。

推法具有理顺经脉、行气活血、消肿止痛、舒筋活络、增强肌肉兴奋性、促进局部气血循环的功效。

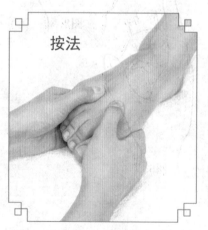

按法

★按法

以手指拇指指端或中指指端，或掌根部，或肘尖部，或肢体的其他部位为着力点，按压一定穴位或部位，逐渐用力深按，按而留之的一种手法。

本法由于刺激力能强能弱，气力较深透，故运用常灵活多变，并与其他手法同时操作，组成众多的复合手法。

操作时应垂直按压，固定，用力由轻到重、稳而持续，忌用猛力。结束时不宜突然放松，要逐渐递减按压的力量。

按法具有诱导止痛、通经活络、解痉散结、放松肌肉、矫正畸形的功效。

★揉法

用掌或掌根，或大鱼际，或小鱼际，或手指拇指面以及肘尖部等其他部位着力，固定于一定的穴位或部位上，做轻柔、缓和的回旋揉动的一种手法。

本法常与其他手法同时使用，组成众多的复合手法，目的在于增强手法的作用效果或缓解某种手法的反应。

操作时动作要灵活，力量要轻柔。既不可在体表造成摩擦，也不可在体表按压。动作要有节律，以每分钟120～160次为宜。

揉法具有活血止痛、温中理气、消积导滞、疏通经络、缓解痉挛的功效。

★点法

以指尖或屈指后第一指关节突起部为着力部位，在一定穴位或部位用力下压的一种手法。

本法是伤科推拿的主要手法，也是小儿推拿、自我保健推拿以及治疗运动损伤的常用手法。

操作时，用作点按的手指应剪短指甲。可单手也可双手同时进行。施用的指力视点按部位而定。

点法具有镇静止痛、解除痉挛、开通闭塞、疏通经络的功效。

★捏法

用拇指与食指、中指三指的指腹部为着力部位，捏住一定部位，将皮肉捏起，对称用力做连续捻、转、挤、捏的一种手法。

本法是捏脊疗法的最主要手法，也是小儿推拿的常用手法。

操作时一定要同时捏住表皮及其皮下组织。用力要轻快柔和，速度、力量要均匀。

捏法具有疏通经络、行气活血、缓解痉挛、恢复肢体疲劳的功效。

★拍法

用虚掌或实掌拍打体表一定部位的一种手法。

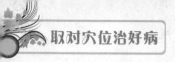

本法除胸部、腹部外，适用于全身各个部位，尤其以颈肩部、背部、臀部运用最多，也是自我保健推拿、治疗运动损伤以及运动前后准备、放松的常用手法之一。

操作时，腕关节放松，灵活摆动。动作连续而有节奏。

拍法具有舒经活络、调和气血、缓解疲劳的功效。

★掐法

用拇指指甲为着力部位，在一定部位深深地掐压的一种手法。

本法刺激力极强，一般临床很少使用，常作为急救时的主要手法而运用于昏迷、惊风、肢体痉挛、抽搐等症。

操作时应垂直用力掐压。掌握好指力，或在掐穴处垫块薄布，掐后再轻轻揉一会儿。不宜长时间使用掐法。

掐法具有开窍醒神、镇静止痛、解除痉挛的功效。

★摩法

用手掌掌面或食指、中指、无名指的指面，附着于一定穴位或部位上，以腕关节连同前臂在皮肤上做环形有节律的抚摩的一种手法。

操作时，在裸露或操作部位先涂上介质，然后进行手法操作，以增强治疗效果。

摩法具有理气止痛、消积导滞、健脾和胃的功效。

★搓法

用双手掌面，或小鱼际部位，对称地夹住肢体的一定部位，相对用力，自上而下地做快速搓揉的一种手法。

本法轻快和缓，常治疗损伤性疾病与风湿痹证，多用于四肢，并多用于治疗的结束手法。

操作时双手用力均匀、深透，方向相反。搓揉动作要快，移动要慢。夹住肢体不要太紧，腕关节要放松。

本法具有舒筋活络、调和气血、疏肝理气、缓解肌肉痉挛的功效。

按摩疗效虽好，切不可操之过急

在按摩操作过程中，为了提高按摩效果，防止出现不良反应，应注意以下几个方面。

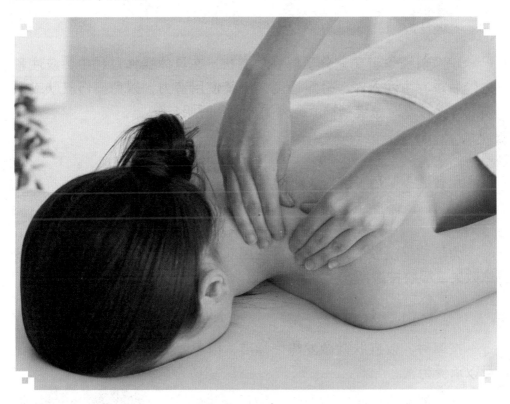

★禁忌人群

有严重心脏、肝脏、肾脏疾病的患者。

患有血小板性紫癜，或过敏性紫癜、血友病的患者。

有骨科疾病的患者，如骨折、关节脱位、骨肿瘤等。

患面积较大的皮肤疾病，或溃疡性皮炎的患者。

有急、慢性传染病的患者，如结核、脊髓灰质炎、麻疹等。

女性在月经期、妊娠期，某些特殊部位不可随意按压。

过饥、过饱，情绪激动以及醉酒者。

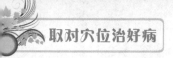

★准备工作

按摩前必须先洗净双手，保持手指的清洁和温暖；指甲应修磨圆钝，并摘除有碍按摩的物品（如戒指），以免损伤皮肤；选择室内温度适宜的空间进行，以免患者着凉。

★操作原则

按摩前操作者要充分了解病情症状，在具体操作过程中，应注意先轻后重、由浅入深、轻重适度，严禁使用蛮力，以免擦伤皮肤或损伤筋骨；按摩时患者精神、身体要放松，呼吸自然。

★最佳时间

用餐 2 小时后；洗浴 1 小时后。

★应用介质

为了增强皮肤的润滑度，可在局部涂抹按摩霜或油脂，以促进按摩效果或吸收按摩所产生的热量，以防温度过高对皮肤造成伤害。

★按摩力度

按摩时，以皮肤微微发热为标准，以患者感觉轻微酸痛，但完全可以承受为宜。

★注意事项

在按摩过程中，如果因动作不当引起头晕、心慌、恶心、面色苍白、出虚汗或冷汗等不良症状时，应及时停止按摩，并针对情况做出相应急救处理或送医。

第二章
认准九大急救穴，
快速缓解急症

　　身边的人疾病发作时，常因手边没有急救药或距离医院太远等原因而焦急万分，有时只能眼睁睁看着病情恶化。其实，按压人体特定穴位也能急救，认准十大急救穴位，也许能帮您解燃眉之急。

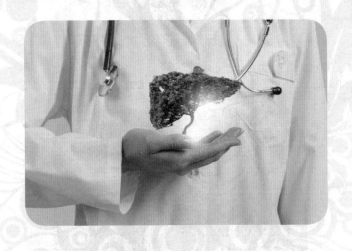

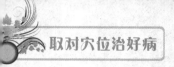

突发晕厥掐人中

晕厥也称昏厥，是一种突发性、短暂性、一过性的意识丧失，因一时性、广泛性的脑缺血、缺氧引起并在短时间内能够自然恢复的状态。晕厥的产生可由于心血输出量明显减少，或心脏瞬间停搏、大循环中周围血管阻力下降，或由于局部脑供血不足所致。

《肘后备急方》记载："救卒死方，令爪其患者人中取醒。"指出掐人中穴可以治疗晕厥。人中为督脉与手足阳明经的交会穴，也是任督二脉交接之处。督脉从项后入络于脑，脑为元神之府，因此刺激人中穴可激发督脉调理大脑功能，起到协调阴阳、开窍醒脑的作用，从而治疗各种原因引起的晕厥。

掐人中穴后，患者能够表现出特别强烈的反应，以剧痛为效，痛感越强，效果越好。患者如有皱眉、哭闹、喊叫等动作，是即将苏醒征兆，应继续施术促醒。

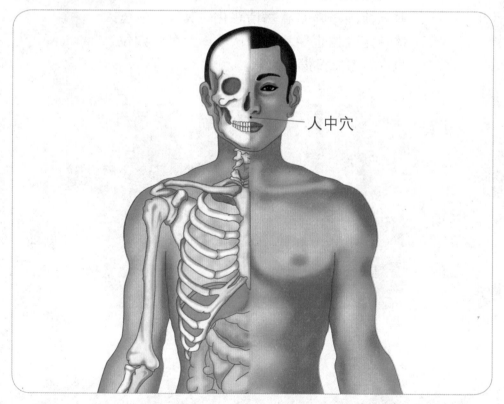

人中穴

主治穴位：人中穴

★精准定位

在面部，鼻唇沟的上 1/3 处。

★穴位一点通

面部鼻唇沟上 1/3 处，按压有酸胀感。

★操作手法

用拇指指甲垂直掐按人中穴，禁止持续用力，每分钟掐按 20 ～ 40 次，以患者有疼痛感或掐出红印为度。

★注意事项

孕妇禁止按压。

贴心管家

晕厥发病的先兆

晕厥发生时，往往先觉得头重脚轻、头晕、眼前发黑，继而面色苍白、大汗淋漓等。多数病人取蹲位、坐位或卧位，片刻后缓解。有的病人此过程进展很快，病人来不及采取措施，已意识丧失、跌倒在地，严重者可有大小便失禁，甚至面部和肢体肌肉有抽动，脉搏微弱。

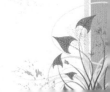

第二章　认准九大急救穴，快速缓解急症

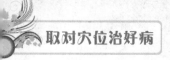

心绞痛找至阳

心绞痛是冠心病的一种常见类型，是一时性心脏供血不足引起的。心绞痛是由向心脏供血的冠状动脉变窄或发生痉挛，引起心肌缺血而致痛。

心绞痛发作时人会突然出现胸闷、气短、胸骨后疼痛，有压迫、发闷或紧缩感，有时烧灼痛，有时疼痛还放射到左肩、左臂内侧或达手指、下颌、颈部等处，多在从事较强体力活动时发生，一般休息3～5分钟可缓解。

虽然心绞痛是十分常见的病症，但其发作往往十分突然，有时发作时恰好身边没有药，家属、亲友及周围人常会手足无措，但如果有人能掌握按压至阳穴的方法，就会获得较好效果。按压至阳穴不仅在心绞痛发作时可立即奏效，而且还可预防心绞痛发作。

中医把心绞痛归于胸痹范围，认为心绞痛是由于心气不足、心阳不振、气滞血瘀所致，治疗当以活血化瘀、理气通阳为原则。至阳走督脉，督脉总督一身之阳气，而至阳穴恰好在督脉上。按摩至阳穴，利用反馈机理，通过调节皮肤与内脏关系，可激发机体的自我调节功能，起到缓解心绞痛的作用。

主治穴位：至阳穴

★精准定位

背部脊柱区，第7胸椎棘突下凹陷中。

★穴位一点通

1. 让患者低头，颈后隆起的骨突即为第7颈椎，由此往下数到第7个骨突即为第7胸椎，其下方凹陷处就是至阳穴。

2. 让患者两手自由下垂，用手摸患者的肩胛骨，肩胛骨下角的下方即为第7肋间，第7肋间水平线与正中线相交处即为第7胸椎下方，即至阳穴所在。这种方法尤其适宜于冬季不便脱衣的情况下取穴。

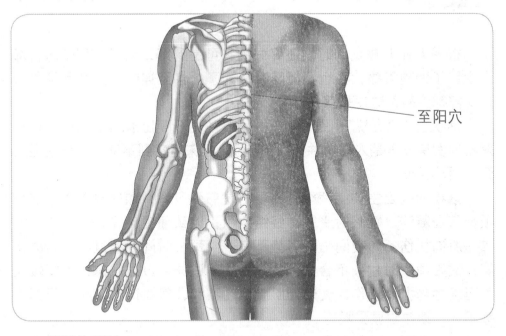

至阳穴

★操作手法

操作者可取一个一角硬币，或其他边缘光滑的硬板，用右手食指、拇指夹持，以硬币或硬板边缘的横缘抵住至阳穴，给予重压，局部可有酸胀感。一般在持续按压至阳穴 1 分钟，心绞痛即可得到缓解，按压 4 分钟以上，可维持作用时间达 20 分钟。

贴心管家

心绞痛的判断

（1）胸部中间有揪紧般的疼痛。

（2）疼痛扩散到左臂或双臂，穿过背部，上蹿到下颌。

（3）感觉筋疲力尽。

（4）呼吸困难。

（5）面色发白，嘴唇发紫。

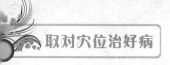

落枕找肩井

很多人晚上睡觉的时候还好好的，可是到第二天早上醒来时，却发现脖子僵硬疼痛，头也不能随意转动了，甚至连带着整个后脑勺和侧头部都疼痛，这便是落枕。

落枕也称"失枕"，是一种常见病，多发于青壮年，以冬春季多见。落枕的发病过程是入睡前并无任何症状，起床后感到颈项部疼痛明显，颈部活动受限。

落枕的病因主要有两个方面：一是感受风寒，如盛夏贪凉，使颈项部气血凝滞，睡眠时受寒，经络痹阻，以致僵硬疼痛，动作不利。二是肌肉扭伤，如夜间睡眠姿势不良，头颈长时间处于过度偏转的位置；或因睡眠时枕头不合适，使头颈处于过伸或过屈状态，时间较长即可发生静力性损伤，使伤处肌腱强硬不和、气血运行不畅、局部疼痛不适、动作明显受限等。

《针灸甲乙经》记载："肩背痹痛，臂不举，肩井主之。"指出用肩井穴可以治疗落枕。同时，肩井穴治疗落枕还与穴位特性有关。肩井是足少阳胆经与阳维脉的交会穴，《奇经八脉考》中有"阳维主一身之表"的说法。因此，肩井穴对病位在表的疾病治疗效果较好。

主治穴位：肩井穴

★精准定位

肩上，前直乳中，当大椎与肩峰端连线的中点处。

★穴位一点通

一般采用正坐、俯伏或者俯卧的姿势，肩井穴位于肩上，前直乳中，当大椎与肩峰端连线的中点，即乳头正上方与肩线交接处。

★操作手法

用拇指置于肩井穴上，其余四指置于肩部对侧，拇指和食指相对用力捏起，可配合揉法，同时叮嘱患者左右转动颈部，通常在转动颈部的时候，疼痛就会缓解。每次按 5～10 分钟，每天 1～3 次。

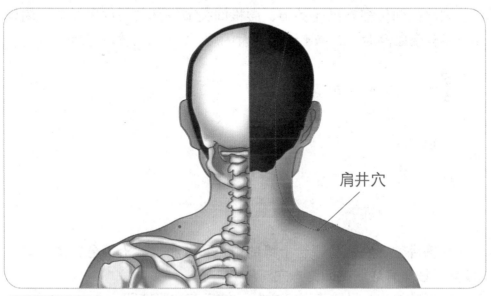

肩井穴

贴心管家

怎样预防落枕

（1）选择合适的枕头，枕头应放置在后颈部，而非后脑勺上，高度应以躺下刚刚搁平为宜。

（2）避免不良的睡眠姿势，如俯卧把头颈弯向一侧或在极度疲劳时还没有卧正位置睡着了。

（3）避免受凉、吹风和淋雨，以免风寒邪气侵袭颈肩部引起气血瘀滞、脉络受损而发病。

（4）适量运动，尤其是颈椎的活动操，如做"米"字操等。

（5）注意饮食平衡，荤素合理搭配，多摄入富含维生素、微量元素的食品，如新鲜的蔬菜、水果、乳制品及豆制品等。

第二章 认准九大急救穴，快速缓解急症

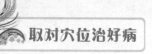

对付闪腰按关元

急性腰扭伤，俗称闪腰。以体力劳动者多见，多在搬运重物、跌倒后出现。其症状为腰部剧烈疼痛，腰不能挺直，转侧困难，行走不利等。

闪腰的部位多在骶髂关节、腰椎间关节等部位。中医认为，闪腰部位多有瘀血停滞，经络不通。对付闪腰，不妨试试按摩关元穴。

主治穴位：关元穴

★精准定位

腹正中线上，脐下 3 寸。

★穴位一点通

1. 仰卧位，将耻骨联合上缘的中点和肚脐连线五等分，由下向上 2/5 处，按压有酸胀感即为本穴。

2. 仰卧位，从肚脐直下 3 寸处，按压有酸胀感即为本穴。

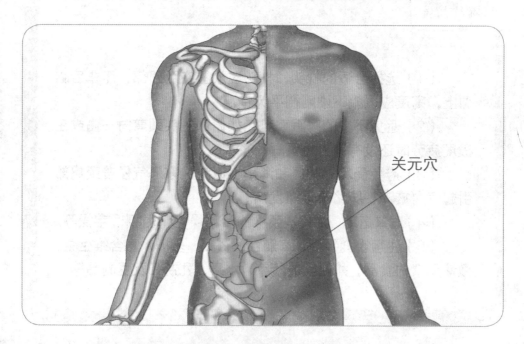

关元穴

★ 操作手法

患者俯卧，操作者用拇指按穴，可以配合揉法，以局部酸胀为度，部分患者的酸胀感可以上下传导。每次按压5 ~ 10分钟，每天1 ~ 3次。

贴心管家

如何预防闪腰

（1）剧烈运动之前先活动全身。

（2）长期弯腰工作、久坐、久蹲时，不要突然站起或直腰；做弯腰动作时，动作不要过大过猛，不要憋气。

（3）从地上拎重物时屈膝下蹲，避免弯腰；拿重物时，使物体尽量靠近身体，贴近腰腹部；往高处放东西时，够不着不勉强，垫高再放。

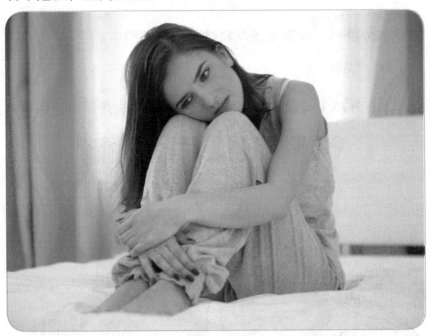

（4）睡觉时宜选用硬板床，再根据天气状况，铺适当厚度的棉被。

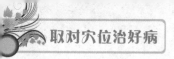

脚踝损伤按昆仑

　　人在运动过程中，如行走、奔跑，或下坡、下楼时，足部突然内翻或外翻、旋转，重力失衡就会导致崴脚。崴脚很多时候都发生在脚的外侧，刚一崴很快就会肿起来，有时鼓得像个馒头似的。出现了这种情况，可以按摩昆仑穴。昆仑穴属足太阳膀胱经，五输穴之一，本经经穴，五行属火。昆仑穴具有安神清热、舒筋活络的功效。适度用力按揉这个穴位，可以促进脚部的康复，缓解疼痛。长期坚持按揉，还能使我们的脚踝强壮有力，避免损伤。

主治穴位：昆仑穴

★精准定位

在足部外踝后方，当外踝与跟腱之间的凹陷中。

★穴位一点通

侧坐，在外踝尖与跟腱之间的凹陷中，按之酸痛明显处即是本穴。

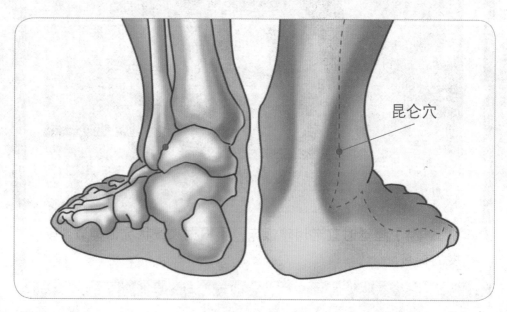

昆仑穴

★操作手法

被施术者俯卧位，施术者用大拇指指腹点揉昆仑穴。点揉的力度要均匀、柔和、渗透，使力量达到深层局部组织，以有酸痛感为佳。早晚各一次，每次点揉 3 ~ 5 分钟，两侧昆仑穴交替点揉。

贴心管家

怎样预防崴脚

注意尽量在平坦的地面上活动，在障碍物很多或很滑的地方行走活动时，应格外小心，谨防滑倒。

尽量减少穿高跟鞋。穿一些平跟、舒适的鞋子，尤其运动中，一定要选择适合该项运动的运动鞋。当鞋底磨损或鞋跟单侧出现磨损而变低时，应及时更换。

运动前做好适当的热身以及拉伸，且最好每日进行适量拉伸，以维持筋骨良好的柔韧性。

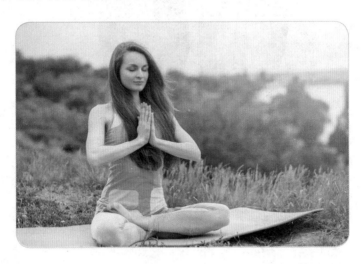

避免在疲劳或身体不适（如疼痛）时运动。

如有需要，活动前佩戴支持性护具，以增加踝关节稳定性。

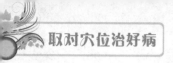
腿脚抽筋找承山

　　腿抽筋学名叫肌肉痉挛，是一种肌肉自发的强直性收缩。发生在小腿和脚趾部位的肌肉痉挛最常见，发作时疼痛难忍，尤其是半夜抽筋时往往把人痛醒，有好长时间不能止痛，且影响睡眠。

　　造成肌肉痉挛的原因很多，最常见的原因是局部受凉，而使肌肉强力收缩痉挛。其次是身体电解质紊乱或过度运动造成肌肉中乳酸堆积。

主治穴位：承山穴

★精准定位

位于小腿后面正中，腓肠肌两肌腹之间凹陷的顶端。

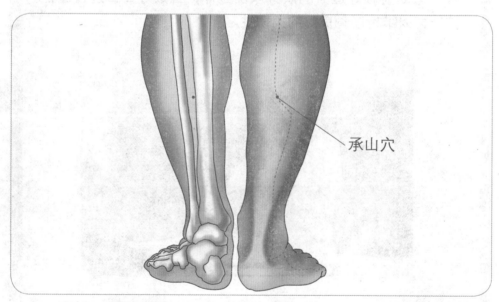

承山穴

★穴位一点通

　　1.俯卧位，当伸直小腿或足跟上提时，腓肠肌肌腹下出现的尖角凹陷处即是本穴。

2.俯卧位，在小腿后区，腘横纹中点与外踝尖连线的中点可触及一凹陷处，按压有酸胀感即为本穴。

★操作手法

两拇指叠放在一侧穴位上，施加一定压力，做大范围环形按揉。按压1分钟，停30秒，再按压1分钟。

贴心管家

怎样预防腿抽筋

常吃含钙食物：抽筋多与体内缺钙有关，所以最好在饮食中吸收足够的钙。喝牛奶和豆浆可以补钙。

多喝水：保持经常喝水的习惯，尽量不要在口渴的时候才想起喝水，特别是大量出汗时更是应该补充营养强化型的运动饮料。

常晒太阳好处多：太阳光中的紫外线是可以刺激人体生成钙的，尤其在上午10~11点晒太阳最好，能更好地驱除腿部寒气，有效缓解小腿抽筋，并能加速腿部钙质吸收，预防骨质疏松，所以没事的时候可以晒晒太阳。

运动前做好准备工作：每次运动前做好充分的预备活动，伸展开腿部、腰部、背部、颈部和两臂的肌肉。增加运动量不可过急，应循序渐进。

多运动可以防止抽筋：我们应该都发现一个规律，偶尔运动的人才会经常抽筋，而经常运动的就比较少抽筋。建议大家每天多运动，最好每隔1小时活动1次，临睡前可用温水洗脚和小腿。

选择舒适的鞋子：脚部是人体的重要部位，所以选择鞋子时，尽量选择舒适的鞋子，这样可以减少局部肌肉的负担。

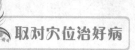

鼻出血按孔最

鼻出血，在日常生活中较为常见。鼻出血的原因很多，可以由鼻腔本身的原因引起，如鼻黏膜干燥、鼻部受伤、鼻中隔疾病、鼻腔肿瘤等；也可由全身性疾病引起，如血液病、高血压等，其中最多见的为鼻黏膜干燥导致鼻腔血管破裂而引起的出血。鼻出血大多数为一侧

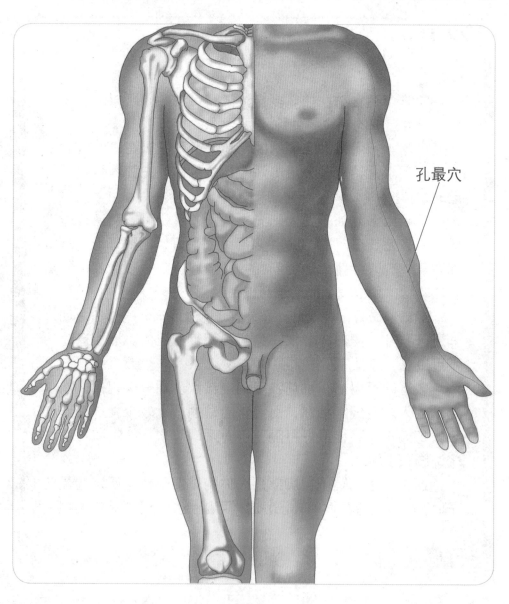

孔最穴

性，出血量一般很少，也会有动脉损伤性大量出血，甚至发生休克。如果不及时治疗，迁延发展，将会产生其他不良后果，如鼻黏膜萎缩、贫血、免疫力降低等。

中医调理鼻出血，主要以清热祛火为主。按压孔最穴，具有清热止血、润肺理气的功效，适用于调治天气干燥引起的鼻出血。

主治穴位：孔最穴

★精准定位

尺泽穴与太渊穴连线上，腕横纹上7寸处。

★穴位一点通

让患者伸直前臂仰掌，孔最穴位于前臂部位，前臂内侧，在太渊穴与尺泽穴连线的上4/9处。

★操作手法

每日用拇指指腹用力按压孔最穴2～3分钟，以稍感酸痛为度。

贴心管家

鼻出血的注意事项

鼻出血的患者常常采用的仰头捏鼻与纸巾堵塞出血鼻孔的方法都是错误的。

仰头时血液容易被人吞咽下去，刺激胃肠道引起恶心、呕吐等，甚至会使血液误入气道造成窒息。

纸巾填塞的压力有限，不易达到止血的效果，且纸巾未经消毒，容易继发感染。

第二章 认准九大急救穴，快速缓解急症

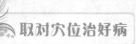
晕车晕船找内关

晕车、晕船，西医统称为晕动病，中医属于眩晕的范畴。其症状主要表现为头晕、恶心、呕吐、心慌等不适。因此，要从宽胸理气、和胃降逆、调畅气机方面入手。按摩内关穴具有缓解晕船及晕船引起的恶心、呕吐等症状的功效。

内关穴在心包经上，心包是代心受邪的，该穴是心脏的保护伞，治疗的疾病也是和心脏有关系的。所以，可以算得上是心脏的关口，对于冠心病、心绞痛等心脏方面的疾患，都可以取内关穴来调治。另外，晕车、晕船也可以通过刺激内关穴来缓解。

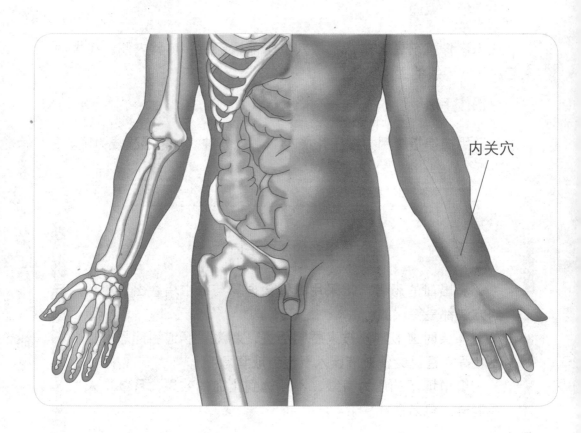

内关穴

主治穴位：内关穴

★精准定位

前臂正中，腕横纹上2寸，在桡侧腕屈肌腱与掌长肌腱之间。

★穴位一点通

人体的前臂掌侧，从近腕横纹的中央，往上约三横指宽处。

★操作手法

用一只手的拇指稍用力向下点压对侧手臂的内关穴，保持压力不变，继而旋转揉动3～5分钟，以产生酸胀感为度。或者拿硬币在内关穴进行按摩，刺激效果非常好，可以说是最好的应急措施。

贴心管家

预防晕车、晕船的措施

不宜空腹或过饱：乘坐交通工具时不宜空腹或过饱。吃七八分饱，最好吃些易消化、含脂肪少的粮食和水果，尤其不能吃高蛋白和高脂肪食品。

座位的选择：旅行时坐到车内的前座，尽量坐比较平稳且与行驶方向一致的座位。

保持空气的流通：将车窗打开，保持空气的流通。还可以带一些清新空气的芳香水果（如柑橘）和薄荷油，当您觉得头晕时，放在鼻子底下嗅嗅或将油涂在太阳穴上，会有意想不到的效果。

行车勿阅读：在交通行进间，头部适当固定，避免过度摆动，最好闭目养神或睡眠；千万不要阅读书、报、杂志。

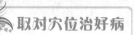
缓解醉酒找百会

醉酒即急性酒精中毒，常因短时间内饮用大量的含酒精类饮品导致机体出现不同程度的中枢神经系统抑制，同时合并不同程度的消化系统、循环系统、呼吸系统的功能紊乱。酒精中毒者从胡言乱语到昏迷不醒甚至死亡，都有可能发生。

百会穴既是长寿穴又是保健穴，可以激发和增加体内的阳气，调节心、脑血管系统功能。百会穴与脑联系密切，是调节大脑功能的要穴。头部是诸阳之会，百脉之宗，而百会穴则是各经脉之气会聚之处。穴性属阳，又于阳中寓阴，所以能够通达阴阳脉络，连贯周身经穴，对于调节机体的阴阳平衡起着重要的作用。按摩百会穴，能改善脑部血液循环，从而缓解醉酒症状。

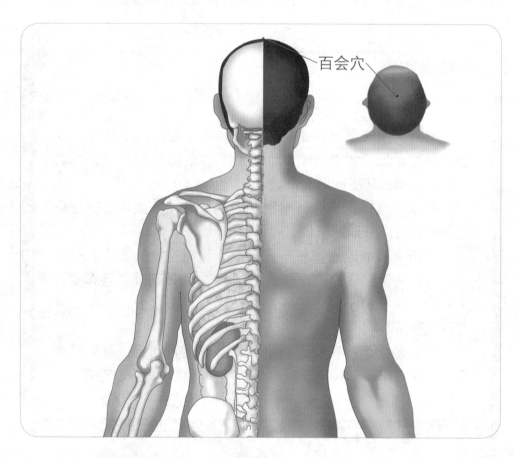

百会穴

主治穴位：百会穴

★精准定位

前发际正中线后 5 寸，约当两侧耳郭尖连线之中点。

★穴位一点通

1. 正坐或仰卧位，在头部，两耳尖连线中点，按压有凹陷处。
2. 在头部，前后发际线中点，再向上量 1 横指处，按压有凹陷。
3. 在头部，从前发际线向后推至一凹陷处。

★操作手法

1. 手掌紧贴百会穴，先顺时针旋转 20 圈，再逆时针旋转 20 圈。
2. 端坐或平躺，四指指端向下按压百会穴，也可以用食指指端叩击百会穴。

贴心管家

喝浓茶、咖啡能解酒吗

有人爱用浓茶、咖啡解酒，喝浓茶、咖啡能兴奋神经中枢，认为这些都能醒酒。但由于咖啡和茶碱都有利尿作用，可能加重急性酒精中毒时机体的失水，而且有可能使酒精在转化成乙醛后，来不及再分解就从肾脏排出，从而对肾脏产生毒性作用。

另外，咖啡和茶碱有兴奋心脏、加快心率的作用，与酒精兴奋心脏的作用相加，可加重心脏的负担；咖啡和茶碱还有可能加重酒精对胃黏膜的刺激。因此，用咖啡和浓茶解酒并不合适。

第二章 认准九大急救穴，快速缓解急症

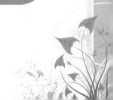

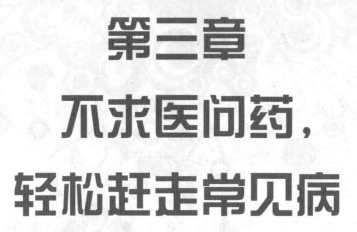

第三章
不求医问药，
轻松赶走常见病

日常生活中，我们常常为一些身体上的小毛病所困扰，如头疼、腹泻、感冒、咳嗽等。其实，简单有效的穴位按摩是驱赶它们的特效妙招，只要找准这些病症的对应穴位，经常进行有针对性的按摩，我们就能战胜疾病。

预防感冒按肺俞

普通感冒俗称"伤风"，起病急，初期有咽干、咽痒或咽部烧灼感，可伴有打喷嚏、鼻塞、流清水样鼻涕等症状。有时由于耳咽管发炎可使听力减退，也可出现流泪、味觉迟钝、呼吸不畅、声嘶、咳嗽等症状。一般无发热及全身症状，仅有低热、不适、轻度畏寒和头痛，如无并发症，一般经 5 ~ 7 天后，人体就会凭着自身的抵抗力增强而痊愈。

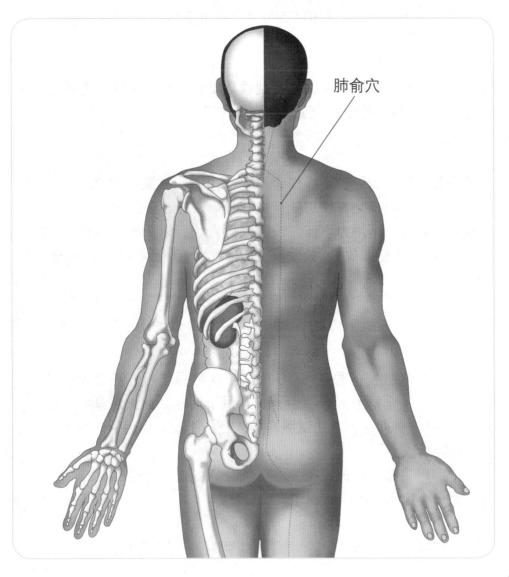

肺俞穴

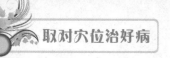

中医认为，肺主皮毛，开窍于鼻。肺俞穴属于足太阳膀胱经，是肺脏的背腧穴。因此，刺激肺俞穴，还可温肺润燥、强壮皮毛、开通鼻窍，调节肺脏"主皮毛"的功能，从而促进感冒的痊愈。

主治穴位：肺俞穴

★ 精准定位

第3胸椎棘突下，旁开1.5寸，即旁开2横指。

★ 穴位一点通

患者取坐位或俯卧位，先找到颈项部最突出的棘突，即第7颈椎棘突。向下沿棘突逐个触摸至第3胸椎棘突下，旁开1.5寸就是肺俞穴。

★ 操作手法

患者取舒适俯卧位，操作者两手拇指指腹放置在肺俞穴上，逐渐用力下压，按而揉之，使患处产生酸、麻、胀、重的感觉。再用大鱼际紧贴于穴位，稍用力下压，来回摩擦穴位，以局部有热感、皮肤微红为度，再轻揉按摩放松。如此反复操作5～10分钟，每日或隔日1次。

贴心管家

应对感冒小偏方

风寒感冒：香菜根10棵，带须葱白2根，姜2片。将以上三种食材放入砂锅中，加入适量清水，武火烧开，文火煮10分钟即可。趁热温服，早、晚各1次。适用于外感风寒初起阶段。

风热感冒：金银花30克，加水煎汤，每日服2次，7日为一个疗程。能辅助调理风热感冒。

止咳化痰按列缺

咳嗽本身不是病，是在某些疾病过程中出现的一个症状。导致咳嗽的原因很多，包括吸烟、过敏反应、药物副作用、气管和支气管炎等。治疗咳嗽一般须针对病因治疗。

中医认为，咳嗽为肺脏疾患，多由肺失正常的宣发肃降而引起。列缺穴是手太阴肺经之络穴，亦是八脉交会穴之一（通于任脉）。该穴有宣肺解表、通经活络、通调任脉的功用。掐按此穴，就可以缓解咳嗽症状。

主治穴位：列缺穴

★精准定位

在前臂桡侧缘，桡骨茎突上方，腕横纹上 1.5 寸，当肱桡肌与拇长展肌腱之间。

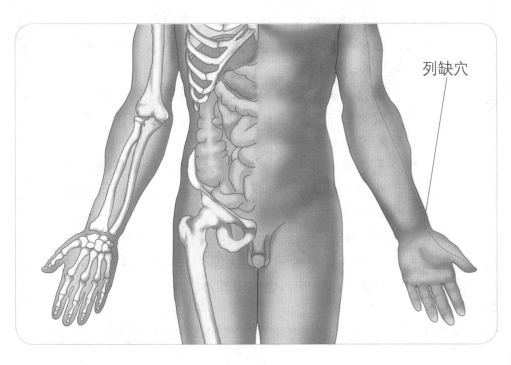

列缺穴

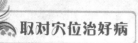

★穴位一点通

1. 握拳，掌心向内，手腕微微向下垂，腕后桡侧可见一高骨突起，此即桡骨茎突。该茎突的上方在用力握拳时可见一凹陷，即是列缺穴。

2. 两手虎口自然垂直交叉，一手食指按在另一手桡骨茎突上，指尖下凹陷中是列缺穴。

★操作手法

用拇指指面着力于列缺穴上，垂直用力，向下按压，按而揉之，并旋转前臂，使局部产生酸、麻、胀、痛、热和走窜等感觉，之后轻揉局部放松。如此反复操作、左右交替。每次按压 5 ~ 10 分钟，每日或隔日 1 次。

贴心管家

止咳化痰的食物

梨：梨具有清热解毒、止咳化痰、润肺的作用，适合有肺热咳嗽、麻疹、支气管炎症的患者；梨可以直接生吃，也可以榨汁喝，或者是炖煮。

百合：百合具有润肺止咳、清心安神的作用，适合有肺结核、支气管炎、支气管扩张等秋冬燥症的人食用；百合可煮熟吃或者是煎汤喝。

石榴：石榴具有止烦渴、生津的作用，适合有津液不足以及口干、喉燥症的人食用；石榴可以直接吃，也可以将它捣烂成汁或煎汤喝。

甘蔗：甘蔗具有解热润燥、滋养生津、消痰镇咳的作用，能助脾和中，适合有口舌干燥、大便干、高热、烦渴等症状的人食用；甘蔗可以生吃，也可以榨汁饮用。

头痛按太阳

头痛是一种常见病，多表现为前额、颞部、眼眶处跳痛、胀痛或针刺样疼痛，甚者伴恶心、意志消沉，也有患者发生头痛性休克。

中医认为，头为"诸阳之会"，经气皆上会于头。无论外感或内伤，病邪都可通过经络直接或间接地影响头部，使头部经络不通，气血失和而导致头痛。

头痛第一次发生时，往往是急性的。如果没有及时治疗，就有可能转成慢性。很多就医的头痛患者，都是经过了一段时间的积累之后，忍不住了才去找大夫。所以，提醒读者切勿再犯这种错误，平常当您感到头部不舒服时，就应当取太阳穴按揉几下，大多都能获效。

太阳穴属经外奇穴。该穴具有清热消肿、通络止痛之功效。按揉太阳穴可调节手足少阳经脉气血，起到疏通经络、调和气血的作用，从而使头痛症状减轻。

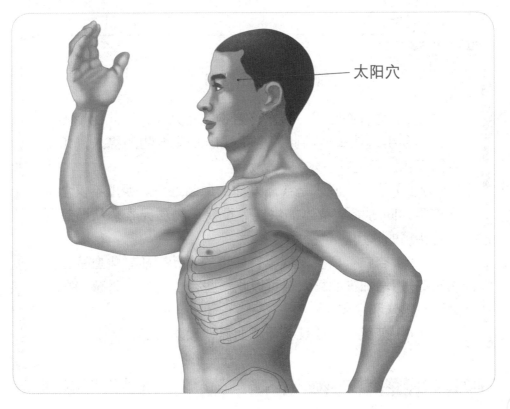

太阳穴

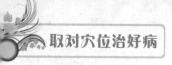

主治穴位：太阳穴

★精准定位

眉梢与目外眦之间向后约 1 寸处凹陷中。

★穴位一点通

正坐或侧卧位，在头部，眉梢与目外眦之间，向后约 1 横指的凹陷处。

★操作手法

双手大拇指分别抵住两侧太阳穴，其余四指从额头正中向两侧分推，再逐渐往外移动，直到发根的地方，然后在太阳穴上点按，逐渐用力，配合揉法，以局部有酸胀感为佳。每次按压 5 ~ 10 分钟，每天 1 ~ 3 次。

贴心管家

预防头痛应常吃的食物

（1）全谷物吐司：碳水化合物吃得太少，大脑能量不充足，容易引起头痛。因此，应重视碳水化合物的摄入，如全谷物面包、燕麦粥、水果、酸奶等。

（2）西瓜：脱水是头痛发作的原因之一。西瓜不仅含水量丰富，同时能为身体提供镁等重要矿物质元素，从而起到预防头痛的作用。

（3）杏仁：研究发现，杏仁里的镁元素能软化血管，预防头痛。想增加镁的摄入量可以吃一些杏仁、杏脯、香蕉、鳄梨、腰果、糙米和豆荚等。

（4）菠菜：常吃菠菜能降血压，预防头痛。

牙痛上火找内庭

牙痛是指牙齿因各种原因引起的疼痛，是口腔疾患中较为常见的症状之一，遇冷、热、酸、甜等刺激时，牙痛发作或加重，属中医的"骨槽风"范畴。多因口腔不洁或过食膏粱厚味、胃腑积热、胃火上冲，或风火邪毒侵犯、伤及牙齿，或肾阴亏损、虚火上炎等引起。

相信很多人都有过牙疼的痛苦体验。然而面对牙痛，很多人会束手无策，只能手捂双腮，疼得叫苦不休。却不知，在我们足背部的第2、3趾之间有个穴位叫内庭穴，它是治疗牙痛的特效穴。此穴具有清泄胃火、理气止痛的功效，尤其对于胃火引起的牙痛功效显著。

主治穴位：内庭穴

★精准定位

在足背，第2跖趾关节前方，当第2、3趾间缝的纹端处。

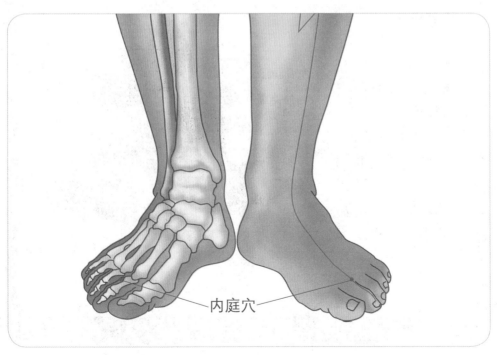

内庭穴

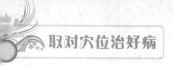

★穴位一点通

正坐位，当第2、3趾间缝的纹端处，按之酸痛明显即为本穴。

★操作手法

正坐位屈膝，腰部前倾，用拇指指腹点揉内庭穴。点揉时，力度要均匀、柔和、渗透，不能与皮肤表面形成摩擦。每天早晚各一次，每次2～3分钟，两侧内庭穴同时或交替点揉。

贴心管家

缓解牙痛的妙招

（1）仙人掌法：取一块鲜嫩的仙人掌，用水洗净，去掉表面的针刺，再剖成两瓣，把带浆的那面贴在牙痛部位的面部皮肤上即可。

（2）蒜头法：取独头蒜2个，去皮，在火上煨热，趁热切开熨痛牙，蒜凉后再换。

（3）生姜法：切一片生姜咬在痛处，必要时可重复使用。

（4）花椒法：花椒15克，食醋100毫升，共煎10分钟，温凉后含漱，止痛效果很好。

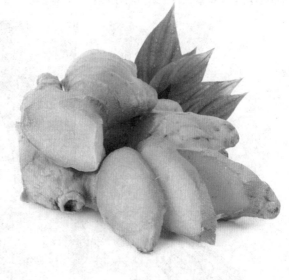

咽喉肿痛取少商

咽喉肿痛是口咽和喉咽部病变的主要症状，以咽喉部红肿疼痛、吞咽不适为主要特征。

中医认为，咽喉为肺胃所属：咽接食管，通于胃；喉接气管，通于肺。外感风热，肺胃实热等产生的热证，皆可引起咽喉肿痛。

手上有一个少商穴，是手太阴肺经穴位之一，对少商穴进行刺激，具有清热解毒、消肿止痛、利咽止痉、清除肺热的功效，它是治疗咽喉疾病的主穴。

主治穴位：少商穴

★精准定位

在拇指桡侧，距指甲角约 0.1 寸。

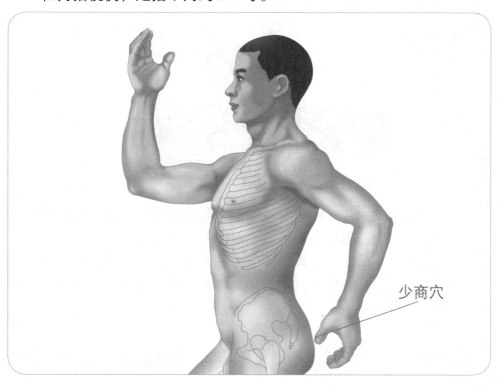

少商穴

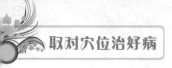

★穴位一点通

将大拇指伸出，以另一手食指、中指轻握，再将大拇指弯曲，以指甲甲尖垂直掐按即是。

★操作手法

用对侧拇指掐按少商穴，力度适中，以有酸胀感为度，每次5～10分钟，双手交替进行，每日3～5次。掐按时，口腔中一般会分泌津液，此时最好慢慢咽下，有助于疾病的康复。

贴心管家

咽喉肿痛的治疗小偏方

偏方一：取一个番茄，清洗干净，切成丁，放入榨汁机内榨成汁，倒入大碗中，加入半杯温水，搅拌均匀。用此溶液涮喉，每日数次。

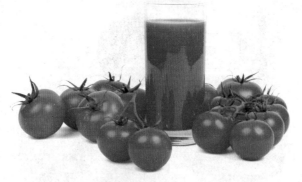

偏方二：泡一杯稍浓的绿茶，晾凉后加入适量蜂蜜，搅拌均匀。用此溶液涮喉后，慢慢下咽，每日数次。

偏方三：取适量茶叶，用纱布袋装好，用沸水泡茶（茶汁比饮用茶水稍浓），凉后加入蜂蜜搅匀，每半小时用此溶液涮喉并咽下。

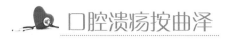

口腔溃疡按曲泽

　　口腔溃疡就是人们常说的口疮，是发生在口腔黏膜上的表浅性溃疡，疮口呈圆形或卵圆形，春季是口腔溃疡的高发期，其症状表现为口腔黏膜溃疡、溃烂、起水泡，一般经过一段时间可自愈。

　　中医称口腔溃疡为口疮，认为是体内火热之气偏盛，引发心火上炎，熏灼口腔所致。患者可通过按压肘窝上的曲泽穴来缓解。曲泽穴属心包经穴位，按曲泽穴可通过泻心包之火达到治疗口腔溃疡的目的。

主治穴位：曲泽穴

★精准定位

仰掌屈肘，在肘横纹、肱二头肌腱尺侧凹陷中。

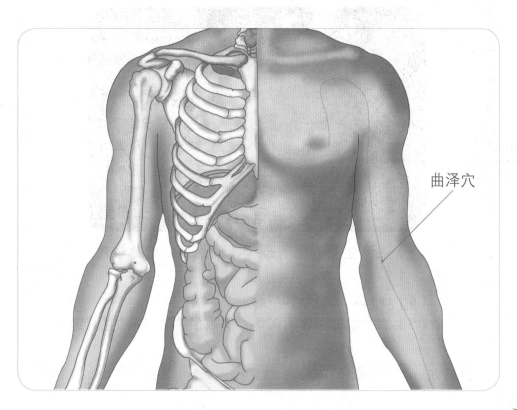

曲泽穴

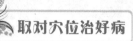

★穴位一点通

正坐屈肘、掌心向上，微屈45°，以另一手轻握肘尖，四指在外，弯曲大拇指，用指尖垂直按压穴位，感觉到动脉搏动处即是。

★操作手法

用一侧的大拇指，以逆时针方向点按另一侧曲泽穴，力度以有酸麻、肿胀感为宜，每次5分钟，之后换手进行同法点按，每日2次。一般轻症者连续点按2日后，口腔溃疡的疼痛感会明显减轻。

贴心管家

口腔溃疡患者的注意事项

（1）少食或不食辛辣或刺激性食物。
（2）多吃一些新鲜蔬菜水果和富含维生素的食物。

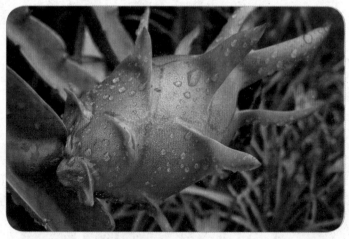

（3）注意生活起居有规律，戒烟酒，避免过度劳累和紧张。
（4）保持心情舒畅和口腔卫生。
（5）治愈后加强体育锻炼，提高机体对疾病的抵抗力。

鼻炎按迎香穴

鼻炎是由于鼻腔血管的神经调节功能紊乱，导致鼻黏膜血管扩张、腺体分泌增多为特征的慢性炎症。其症状表现为鼻黏膜肿胀，血管扩张、充血，黏液分泌增多等。

鼻炎会引起头疼、头晕等症状，感觉昏昏沉沉的，没有精神，记忆力和反应能力都明显下降。再者，晚上睡觉的时候，鼻子不通气会严重影响睡眠，造成失眠或者睡眠质量下降，甚至会导致呼吸困难，引发睡眠呼吸暂停综合征。

迎香穴是治疗鼻炎、鼻塞的重要穴位。经常按揉，可以宣肺气、清肺热、通鼻窍。

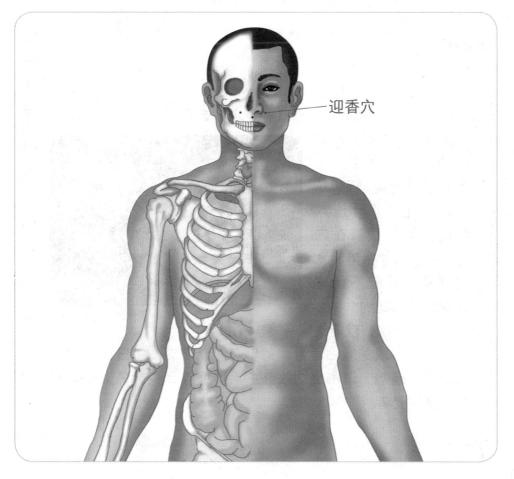

迎香穴

主治穴位：迎香穴

★精准定位

在鼻翼外缘中点旁，当鼻唇沟中。

★穴位一点通

正坐位，用手指从鼻翼沿鼻唇沟向上推，至鼻唇沟中点处可触及一凹陷，按之有酸胀感。

★操作手法

用双手食指指腹按揉迎香穴，由内而外揉36圈。每日2次。

贴心管家

应对鼻炎小偏方

方一：取未成熟的小白萝卜，除去表皮，刮取最辛辣的一层萝卜皮，用手挤出汁液，滴入鼻中，直到鼻子感觉麻痹则停。注意别让萝卜汁流入喉咙，最好是躺在床上，脖子用枕头垫起，这样萝卜汁就不会进入喉咙。如此约2～4次，每晚一次，就能缓解鼻塞。

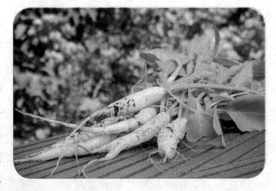

方二：取芝麻油适量，每侧鼻腔滴2滴，每日2次。具有润燥、清热、消肿之功效。主治萎缩性鼻炎、鼻炎秋季发作干燥难受者。

迎风流泪按承泣

生活中，还有一些人的眼睛并没有什么异常现象，既不红也不肿不痒，可是外出时被风一吹，眼泪就会不自觉地流下来，使眼睛模糊、视力下降。这种情况叫迎风流泪，多于冬季或春季症状明显，泪液清稀而无热感。对于这种情况，我们可坚持每天按压承泣穴，效果非常明显。

承泣穴是胃经上比较重要的一个穴位。胃经多气多血，而承泣穴是胃经最靠近眼睛的穴位。中医讲"穴位所在，主治所及"，因此，无论是什么原因引起的眼病，或是日常对眼的保健，我们都可以通过刺激承泣穴来解决。经常按摩承泣穴，可使气血旺盛，能够给眼睛供应足够的血液，进而缓解视疲劳、视力模糊等症状，还可防治近视。

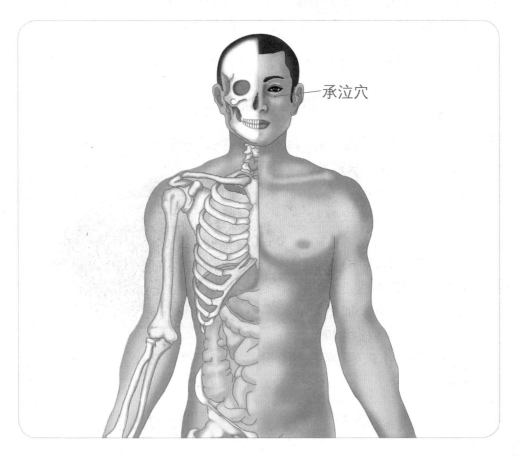

承泣穴

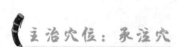

主治穴位：承泣穴

★精准定位

目直视，瞳孔直下，在眶下缘与眼球之间。

★穴位一点通

1. 正坐位，直视前方，瞳孔直下 0.7 寸，下眼眶边上。

2. 正坐位，直视前方，在面部，瞳孔正下方，在眼球与眶下缘之间，即为本穴。

★操作手法

用双手中指指腹按揉并做环状运动，时间宜短；或双手拇指持续往上眼眶方向推压一分钟左右，感觉眼睛酸胀、流泪即可。

贴心管家

迎风流泪食疗方

方一：海带 250 克，黑木耳 50 克。将海带、黑木耳洗净，切成细丝，以清水煮熟，每天食用 20 克。每次食用时，要稍微放些盐或酱油、米醋。

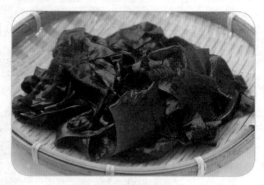

方二：核桃 10 颗，小米、饴糖各适量。将核桃剥皮；小米加适量清水煮粥。将核桃和饴糖一起放入小米粥中同煮 10 分钟，每天喝粥 2 次。治疗期间禁烟酒。

缓解哮喘找神堂

哮喘，医学上称为支气管哮喘，是机体由于外在或内在的过敏原或非过敏原等因素，通过神经、体液而导致气道反应性增高，以致支气管痉挛、不同程度阻塞的变态反应性疾病。多在初春、深秋及气温变化明显时发病，也可因接触过敏原（如尘土、花粉、药物等）引起。哮喘发作时表现为流鼻涕、咳嗽等，继而声音嘶哑，吸气尤其费力，有哮鸣音。严重时患者口唇青紫，烦躁不安。

中医认为，哮喘的发生是由于感受外界六淫邪气或饮食、情志、劳累、久病等导致痰浊阻滞肺部，或肾虚损等原因引起的。调理哮喘应以宣通肺气为主。刺激神堂穴，可以畅通气血，调理肺部功能，起到止咳平喘、理气止痛的作用。

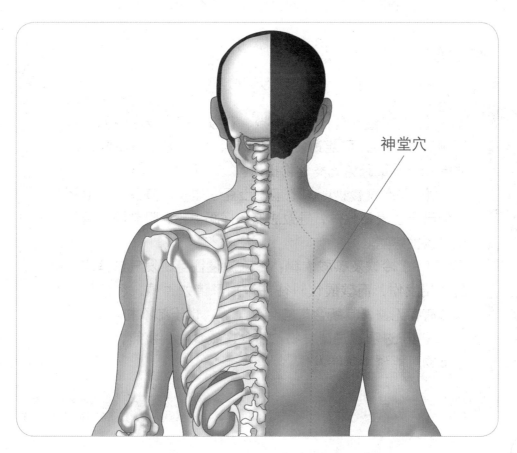

神堂穴

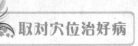

主治穴位：神堂穴

★精准定位

位于人体的背部，当第5胸椎棘突下，旁开3寸。

★穴位一点通

俯卧位，平第5胸椎棘突下，神道（督脉）旁开3寸，当肩胛骨脊柱缘处取穴。

★操作手法

患者俯卧位，操作者用拇指点按神堂穴3～5分钟，以有酸胀感为度。每日1～2次。

贴心管家

哮喘患者饮食禁忌

（1）刺激性食物：如辣椒、花椒、芥末、咖喱粉、咖啡等刺激性食物，可能诱发气道痉挛，所以应尽量不吃，故哮喘患儿应尽量避免此类食物摄入。

（2）产气食物：如地瓜、土豆、韭菜、黄豆、面食等，它们易产生大量气体，导致腹胀，横膈上抬，限制肺的通气，还可诱发哮喘。

（3）冷饮及碳酸饮料：冷刺激往往可诱发气道痉挛，引起哮喘发作，而碳酸饮料往往添加了诸如香精、色素等，对人体有害无益，其所含二氧化碳气体，也于肺不利。

（4）过甜、过咸食物：甜食、咸食能生痰热，过甜、过咸食物可能诱发哮喘发作。

胃痛胃胀找中脘

现代人生活节奏快，工作压力大，尤其是正值旺年的上班族，因为工作紧张更是常常省掉这顿，凑合那顿，长期不规律的饮食导致不少人患上了胃病。除了高强度的工作和不规律的饮食习惯影响外，情绪对胃的影响也很明显，忧虑、思考、悲伤都可引起吃不下饭、胃胀气。加上季节变换，昼夜温差大，很多老胃病患者受冷空气刺激后很容易出现泛酸、胃痛等不适。有时候受到生冷食物的刺激，导致脾胃受凉、消化不良。当您胃痛、胃胀的时候，中脘穴就派上了用场。通过按摩中脘穴，可以起到一定的缓解作用。

中脘穴作为胃经的募穴，最能反映胃的运化功能和疾病情况。它还是任脉上的重要穴位，也是治疗消化道疾病最常用的穴位之一。经常按压中脘穴，能调节和促进人体的胃肠功能，有益于营养物质的吸收和代谢，对胃痛、胃胀疗效显著。

主治穴位：中脘穴

★精准定位

在上腹部，前正中线上，当脐中上4寸。

★穴位一点通

仰卧位，在上腹部，神阙与胸剑结合连线的中点处，按压有酸胀感即为本穴。

★操作手法

1. 选用拇指或中指，

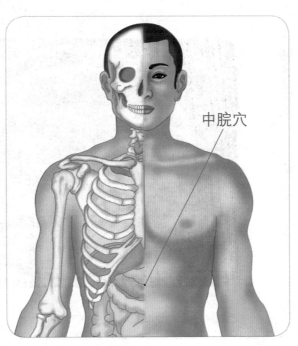

中脘穴

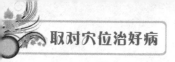

以指腹按压穴位，以感觉稍痛为度。指压时，仰卧，放松肌肉，一边缓缓呼气，一边用指腹用力下压，按压 6 秒钟后将手离开，重复 10 次，就能使胃感到舒适。在胃痛时，采用中脘指压法效果更佳。

2. 双掌重叠或单掌按压在中脘穴上，顺时针或逆时针方向缓慢行环旋推动。注意手掌与皮肤之间不要出现摩擦，即手掌始终吸定着皮肤，带着皮下的脂肪、肌肉等组织做小范围的环旋运动，使腹腔内产生热感为佳。

贴心管家

小米粥是开胃的"功臣"

小米粥素有"黄金粥"之美称。它是五谷中的粟，是补益的上佳之品。中医认为，小米具有健脾和中、益肾气、清虚热、利小便、治烦渴的功效，是治疗脾胃虚弱、体虚、精血受损、产后虚损、食欲不振的营养康复佳品。有关专家研究发现，小米中含有胡萝卜素，并且维生素 B_1 的含量位居所有粮食之首。由此可见，小米是开胃食品的最佳选择，也是理想的滋补品。

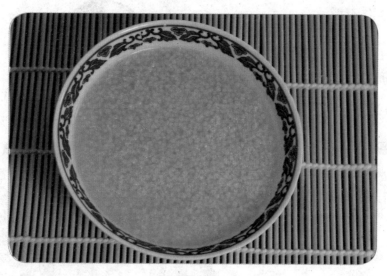

腹泻按水分

腹泻又称泄泻，指排便次数增多，粪便稀薄，或泻出如水样。中医认为，泄泻的根源在于脾胃不和。脾胃的受纳运转、升降功能协调，则吸收、传送正常，饮食水谷中的糟粕才能正常排泄。一旦因内伤饮食、外感湿寒，使传导功能失调，或因夏秋季节感受湿热，引起脾胃功能出现异常，就会引起急性腹泻。

水分穴具有益肺、健脾、补肾、疏通任脉、利水化湿等功效，刺激该穴位，可以治疗腹泻等病症。

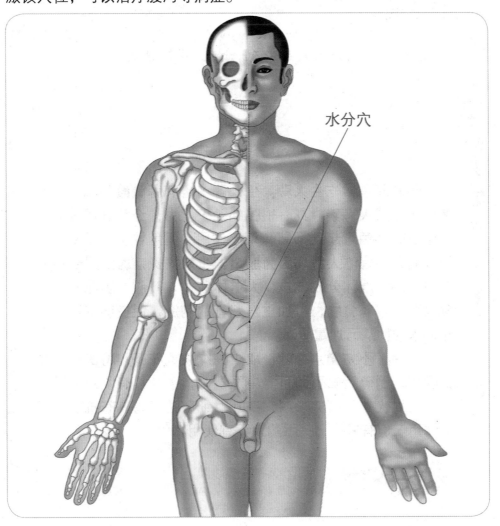

水分穴

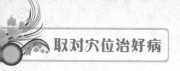

主治穴位：水分穴

★精准定位

位于上腹部，前正中线上，当脐中上1寸。

★穴位一点通

患者采用仰卧位，在人体中腹部，前正中线上，当脐中上一横指宽处取穴。

★操作手法

用拇指指腹按揉水分穴5～10分钟，每日2次。

贴心管家

应对腹泻的小妙招

预防腹泻常吃生大蒜：生大蒜中含有蒜氨酸和蒜酶，在胃中可生成大蒜素，具有很强的杀菌能力，经常食用生大蒜对肠道有害菌可起到抑制和杀灭作用。但急性肠炎期间出现腹泻后，不宜吃大蒜，因为肠道发生急性炎症时，局部组织充血水肿，腺体分泌亢进，大量体液进入肠腔，若此时再进食大蒜等辛辣食物，可加重对肠壁的刺激，促使肠壁进一步充血水肿，从而加重腹泻。

腹泻了不妨嚼点茶叶：取少许绿茶或花茶，将其直接放到嘴里，嚼碎后咽下即可。中医认为，茶叶具有收敛固涩的作用。现代药理研究表明，茶叶对细菌性腹泻具有抗菌止泻的作用。但有胃病、失眠的人不宜使用。

便秘掐大敦

中医认为，便秘主要由燥热内结、气机郁滞、津液不足和脾肾虚寒所引起。常见症状是排便次数明显减少，每2～3天或更长时间1次，无规律，便质干硬，常伴有排便困难。

对于一些功能性的便秘，可以用掐按大敦穴的方法来调理。大敦穴属足厥阴肝经，为肝经的井穴，肝脏有疏泄气机的作用，通过掐按大敦穴，可以起到疏肝解郁、畅达气机的作用，从而促进肠蠕动，恢复排便功能。

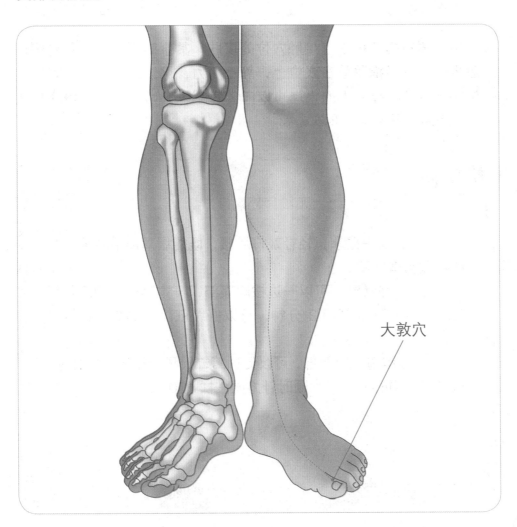

大敦穴

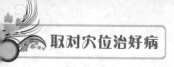

主治穴位：大敦穴

★精准定位

足大趾外侧趾甲角旁 0.1 寸处。

★穴位一点通

以经过足大趾趾甲根边缘的直线为横坐标，以经过足大趾趾甲外侧边缘的直线作为纵坐标，两条线的交点处就是大敦穴。

★操作手法

用对侧拇指指甲垂直接触穴位处皮肤，其余四指放在足趾对侧，或者将同侧食指指甲放在穴位上，静止用力，可以配合揉法，以穴位产生疼痛为度。部分人的疼痛可以向上传到踝关节或小腿。每次掐按 3 ~ 5 分钟，每天 1 ~ 3 次。

贴心管家

预防便秘的良方

（1）双手握拳，轻轻敲打后腰，既能缓解腰酸背痛，又能刺激肠胃蠕动。

（2）洗澡时，可以一边按摩腹部，一边淋浴，如果再用喷头以温水冲洗肛门 2 分钟，可以舒缓肛门括约肌，让排便更轻松。

（3）睡前按摩腹部，可以促进第二天早上排便。方法是：以肚脐为中心，用手掌顺时针方向按揉 100 次。

第四章
按摩特定穴位，
防治中老年慢性病

人到中年以后，身体机能是随着年龄的增长而逐步退化的，容易产生高血脂、高血压、糖尿病、骨关节病等慢性疾病。针对这种情况，我们可以刺激身体上的特定穴位，就能改善疾病症状，使身体机能恢复正常，从而拥有健康，延年益寿。

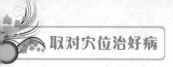

快速降压找人迎

　　高血压是指在静息状态下动脉收缩压和 / 或舒张压增高（大于等于 140/90mmHg），常伴有脂肪和糖代谢紊乱以及心、脑、肾和视网膜等器官功能性或器质性改变，以器官重塑为特征的全身性疾病。

　　中医没有高血压的概念，只针对此病所引发的一系列症状治疗。其临床表现为情志失调、肝阳上亢、肾精不足、气血亏虚、痰浊中阻等。刺激人迎穴，可以引起降压反射，从而迅速降压。

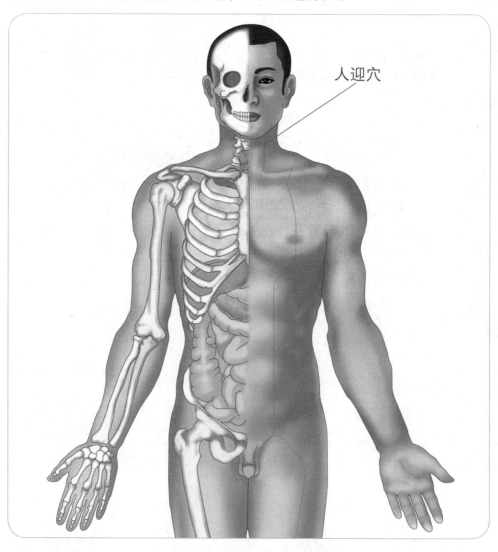

人迎穴

主治穴位：人迎穴

★精准定位

位于颈部，结喉旁开 1.5 寸，胸锁乳突肌的前缘，颈总动脉搏动处。

★穴位一点通

正坐，从喉结往外侧量 2 横指，可感到胸锁乳突肌前缘动脉搏动处。

★操作手法

双手食指、中指并拢，用指腹轻轻放在脖颈两侧的人迎穴上，单侧按压，力量要轻柔缓和，先按压一侧，10 秒钟后再按压另一侧。每侧按压 10 秒钟，持续 5 分钟。

★注意事项

不可用力过度或按压太久，否则会有生命危险。

贴心管家

高血压患者的饮食禁忌

（1）动物蛋白质：限制或禁用动物蛋白（如动物肝脏、蛋类），因蛋白质代谢产生的有害物质，可引起血压波动。

（2）高热能食物：高热能食物（葡萄糖、蔗糖、巧克力等）可诱发肥胖，肥胖者高血压发病率比正常体重者高。

（3）浓茶：忌饮浓茶，尤其是忌饮浓烈红茶，因为红茶中所含的茶碱最高，可以引起大脑兴奋、不安、失眠、心悸等不适，从而使血压上升。

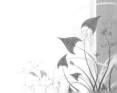

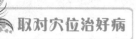

糖尿病按然谷

糖尿病是一种代谢性疾病，临床上以高血糖为主要特点，可出现多尿、多饮、多食、消瘦等表现。

然谷穴属足少阴肾经的荥穴，是气血流注的部位。它是升清降浊、平衡水火的首选穴位，保健作用显著，最常用的就是治疗烦躁口干、咽喉肿痛，对糖尿病及遗尿、遗精等病也有一定的疗效。

主治穴位：然谷穴

★精准定位

位于足内侧缘，足舟骨粗隆下方，赤白肉际。

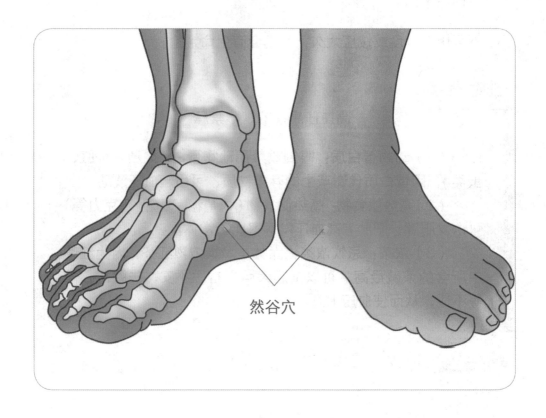

然谷穴

★穴位一点通

正坐或仰卧位，在足内侧缘，足弓弓背中部靠前的位置，可以摸到一个骨节缝隙，这就是然谷穴。

★操作手法

每天晚上洗完脚之后，用大拇指用力点揉然谷穴，直到该位置能明显感觉到有酸胀感为止，可以左右两只脚替换按揉。

贴心管家

糖尿病患者的饮食禁忌

（1）忌高钠饮食：高钠饮食可增加血容量，诱发高血压，增加心脏负担，引起动脉粥样硬化，加重糖尿病并发症。所以，糖尿病人应以低钠饮食为宜，每日食盐量控制在 3 克以内。

（2）忌高糖食品：高糖食品可导致血糖水平迅速上升，直接加重病情，干扰糖尿病的治疗。

（3）忌辛辣食物：糖尿病患者多消谷善饥、烦渴多饮，阴虚为本、燥热为标，而辛辣食品如辣椒、生姜、芥末、胡椒等性质温热，易耗伤阴液，加重燥热。

（4）限制脂肪类和蛋白质的摄入量：糖尿病本身就是由于胰岛素分泌的绝对或相对不足引起的糖、脂肪和蛋白质代谢的紊乱。因此，必须严格限制动物内脏、蛋黄、鱼子、肥肉、鱿鱼、虾、蟹黄，多脂类和高胆固醇食品的摄入，以免加重脂质代谢紊乱，发生高脂血症。美国糖尿病学会建议糖尿病患者每日蛋白质摄入量应限制在每千克体重 0.8 克以内为宜。

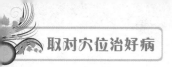

调理面瘫按风池

面瘫也叫面神经麻痹，是以面部表情肌群运动功能障碍为主要特征的疾病。现在，面瘫发病率越来越高。这种病起病很突然，发病前患者通常没有明显不适，往往是急性发作。本病内因是由于精神紧张或过度劳累导致机体免疫力低下，外因是感受风寒——着了冷水或吹了冷风所致。

中医认为，疏通面部经络，使气血流通顺畅，就可以调理面瘫。风池穴属足少阳胆经穴，具有祛风解表，清头明目，通脑活络的功效，经常按摩该穴位，可有效改善面瘫症状。

主治穴位：风池穴

★精准定位

在项部，当枕骨之下，与风府相平，胸锁乳突肌与斜方肌之间的凹陷处。

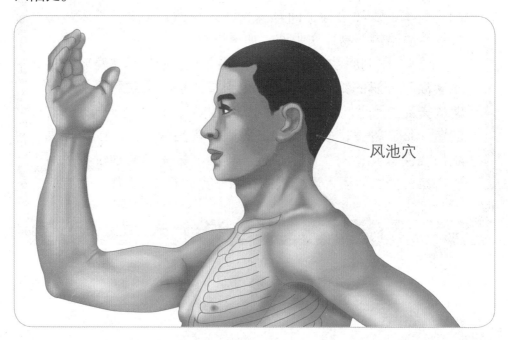

风池穴

★穴位一点通

坐位，后颈部，枕骨下，两条大筋外缘凹陷中，与耳垂齐平。指腹揉压此穴，从耳后到头部两侧会感觉疼痛。

★操作手法

保持身体正直，用拇指指腹或食指、中指并拢或应用按摩棒等，用力环行揉按风池穴，同时头部尽力向后仰，以局部出现酸、沉、重、胀感为宜。每次按揉 10 分钟，早晚各按一次。

贴心管家

预防面瘫的注意事项

（1）多食新鲜蔬果、粗粮、豆制品等。

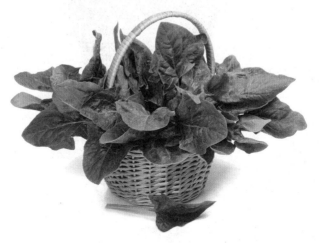

（2）需要减少光源的刺激，如电脑、电视、紫外线等。

（3）睡觉之前用热水泡脚，做些足底按摩。

（4）适当运动，加强身体锻炼。

（5）保持心情平和愉快，保证充足的睡眠。

（6）勿用冷水洗脸，遇到寒冷天气应注意头部保暖。

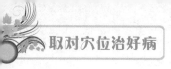

应对老年痴呆按四神聪

老年痴呆是一种病因未明的原发性退行性脑部疾病。一般起病于老年期，起病隐匿，病程缓慢。患者认知和记忆力减退，自理能力降低，出现精神障碍。

中医认为，该病与脾肾亏虚、脾虚痰阻有关。按揉四神聪穴，可促进头部血液循环，能起到醒神益智、强健精神等养生功效，所以有利于防治老年痴呆。

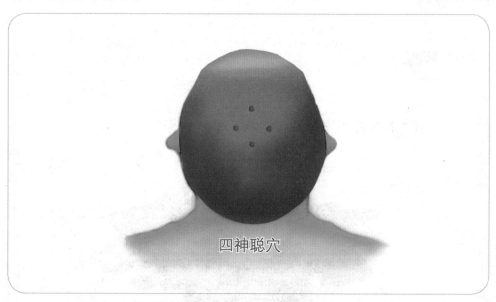

四神聪穴

主治穴位

★精准定位

头顶部，百会穴前后左右各1寸，共4穴。

★穴位一点通

患者正坐位或仰卧位，先取头部前后正中线与耳尖连线的中点（百会穴），在其前后左右各1寸处取穴。

★ 操作手法

用拇指指腹按压四神聪 1 ～ 2 分钟，每日 2 次。

贴心管家

预防老年痴呆的 7 种食物

（1）小米：小米中含有丰富的维生素 B1、维生素 B2 和大量的色氨酸及谷氨酸。这些维生素和氨基酸都对脑保健有益。

（2）大豆：大豆中富含油脂、磷脂及二十多种维生素和微量元素。尤其是大豆中所含的卵磷脂进入人的大脑后能释放乙酰胆碱，而乙酰胆碱能促进神经细胞间的信息传递，从而增强大脑功能。

（3）花生：多吃花生可延缓脑功能衰退，抑制血小板聚集，防止血栓形成，降低胆固醇，预防动脉硬化。

（4）菠菜：菠菜中含有丰富的维生素 A、维生素 C、维生素 B1、维生素 B2 等营养成分。因此，菠菜是脑细胞代谢的最佳供给者之一。菠菜中还含有大量的抗氧化物质，对人体内的一些有害物质有清除作用。因此，常吃菠菜有助于减轻老年人记忆力减退的症状。

（5）胡萝卜：胡萝卜中含有大量的维生素和无机盐。其中丰富的 B 族维生素是改善脑机能所不可缺少的物质。因此，胡萝卜是健脑佳蔬。

（6）生姜：生姜中的姜辣素和挥发油可促进血液循环，对大脑皮层、延髓的呼吸中枢和血管运动中枢均有兴奋作用。

（7）苹果：苹果中不仅含有多种人体所需的维生素矿物质，而且含有一种抗氧化物质——酚，该物质能够对人的脑神经细胞起到保护作用，有效保护神经细胞，预防老年痴呆的发生。

第四章 按摩特定穴位，防治中老年慢性病

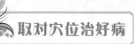

预防动脉硬化按膈俞

　　动脉硬化是各种原因引起的动脉壁增厚、变硬而缺乏弹性的病理变化的总称。一般表现为脑力和体力衰退，轻者头晕、头痛、耳鸣、记忆力下降等，重者可发展为认知功能障碍。

　　本病对血栓形成有促进作用。冠状动脉粥样硬化可引起心绞痛、心肌梗塞等。脑动脉粥样硬化导致脑缺血时可产生头痛、眩晕、昏厥

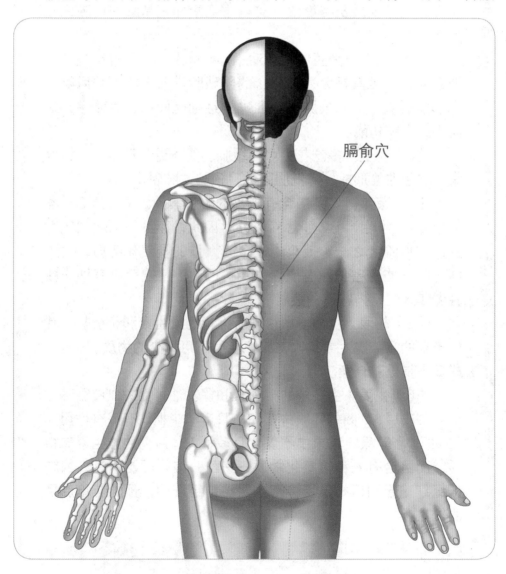

膈俞穴

等症状。导致血栓形成或动脉破裂出血时可引起脑血管意外，出现瘫痪、失语、意识突然丧失。导致脑萎缩时可引起脑动脉硬化性痴呆症等。

膈俞穴具有通经调气的作用，经常按摩此穴位，可以活血化瘀、软化血管，从而减少颈动脉血管硬化，改善脑供血，防治动脉硬化。

主治穴位：膈俞穴

★精准定位

在背部，当第 7 胸椎棘突下，旁开 1.5 寸。

★穴位一点通

背过手，可以摸到在肩胛骨和脊椎骨之间凹陷，这个地方就是膈俞穴，左右各有一个。

★操作手法

患者卧位，用两手拇指指腹按揉膈俞穴 3 ～ 5 分钟，以有酸胀感为度，每日 2 次。

贴心管家

戒烟是预防动脉硬化的第一步

心血管病专家研究发现，吸烟对颈动脉硬化形成影响最大：因为香烟中的尼古丁、一氧化碳等会损伤动脉内壁，受伤的动脉内壁会卡住胆固醇，引起血小板堆积形成脂肪斑块。同时，抽烟也会引起冠状动脉收缩痉挛，减少血流量。

如果一个人不吸烟，或在老年前期戒烟，那么，发生颈动脉硬化的危险性就小得多。因此，要预防动脉硬化，第一步要戒烟。

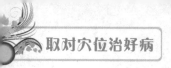
除风湿找阴陵泉

　　类风湿性关节炎是一种以关节病变为主要特征的慢性、全身性、免疫系统异常的疾病。早期有游走性的关节疼痛、肿胀和功能障碍，晚期则出现关节僵硬、畸形、肌肉萎缩和功能丧失。本病女性多于男性，起病缓慢，前期有反复性的上呼吸道感染史，而后先有单个关节疼痛；病变常从四肢远端的小关节开始，且左右基本对称；病程长，在进程中有多次缓解和复发交替的特点，有时缓解期可持续很长时间。

　　中医认为，本病多以正气不足为本，感受风寒湿邪所致，其邪阻碍经脉，导致气滞血瘀、经络不通，不通则痛。而且久病必虚，气血不足以滋养经络筋骨，不荣则痛。同时，邪与瘀血、痰湿互结，难解难去，病程必定长而缠绵。中医有"初病在经，久病入络"之说。

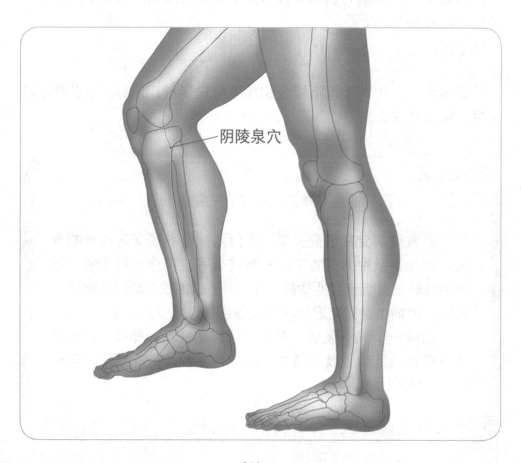

阴陵泉穴

主治穴位：阴陵泉

★精准定位

胫骨后缘和腓肠肌之间。

★穴位一点通

正坐或仰卧的取穴姿势，该穴位于人体的小腿内侧，膝下胫骨内侧凹陷中，与足三里相对（或当胫骨内侧髁后下方凹陷处）。

★操作手法

用手轻握膝下，拇指屈曲，指尖由下向上用力按揉阴陵泉，每次1～3分钟。

贴心管家

类风湿性关节炎的早期信号

类风湿关节炎最重要的早期信号是晨僵，即早晨起床时感到某些关节发紧、僵硬，或者活动不适、受限，而并不感到疼痛。90%以上的人病变在手或腕关节，尤其是近端指间关节和掌指关节。如起床时刷牙、拧毛巾等，总感到不那么顺手，必须先活动15～30分钟，甚至更长时间才能顺利完成上述动作。

需要明确的是，有些正常成年人或老年人可有轻度的晨僵，但持续时间极短，只有几分钟，且多局限于腰背部，而作为类风湿关节炎早期信号的晨僵，一般都至少持续到15分钟以上，且程度较重。

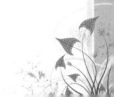

第四章 按摩特定穴位，防治中老年慢性病

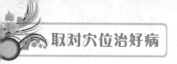

肩周炎找肩贞

肩关节是人体结构中运动范围最大、最灵活的关节，也是人体关节中最不稳定的。中医认为，人到中老年后，肝肾相对亏虚、气血虚弱，易受风、寒、湿等外邪侵袭而引发肩周炎。

肩周炎是以肩关节疼痛和活动不便为主要症状的常见病症。早期肩关节呈阵发性疼痛，常因天气变化及劳累而诱发，以后逐渐发展为持续性疼痛，并逐渐加重，昼轻夜重，夜不能寐，不能向患侧卧，肩关节向各个方向的主动和被动活动均受限。

肩周炎患者经常会出现这样的情况：当手臂上举的时候，肩关节周围疼痛不堪，其中一个最明显的痛点常常位于肩部后面，即肩贞穴的位置。该穴深层是附着在肩关节上的肌肉，由于发生肩周炎时该肌肉痉挛收缩，于是产生了疼痛。肩贞穴是治疗肩周炎的一个非常重要的穴位，按揉肩贞穴，可以起到通经活络、止疼痛的作用。

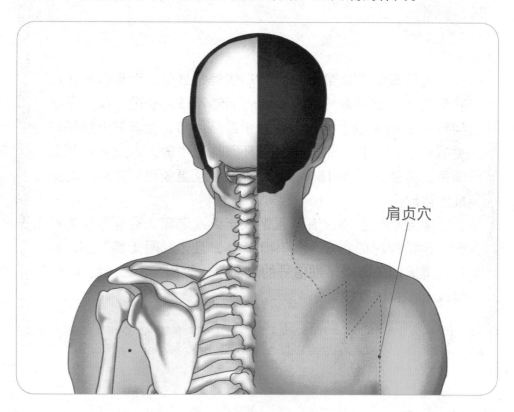

肩贞穴

主治穴位：肩贞穴

★ **精准定位**

在肩关节后下方，臂内收时，腋后纹头上1寸。

★ **穴位一点通**

正坐垂肩位，在肩关节后下方，臂内收时，腋后纹头上1寸处，按压有酸胀感即为本穴。

★ **操作手法**

一手臂弯曲肘关节，手搭于对侧肩头，另一手从该手臂下方绕过腋窝，以中指点揉肩贞穴，或用四指指尖按揉肩贞穴区。早晚各一次，每次点揉2～3分钟，左右交替操作。手法要均匀、柔和，力度要能渗透，注意不要伤了施术者的手指和手腕。

贴心管家

治疗肩周炎的两个小妙招

妙招一：摇扇子。摇扇子是一种需要手指、腕和局部关节肌肉协调配合的上肢运动。在天热的时候经常摇扇，可锻炼上肢关节肌肉，增强肌肉力量和各关节协调性。夏天，老年人常因吹风扇或空调感受风寒引起肩周炎，而摇扇可以远离风扇、空调，并使肩关节得到锻炼。其他季节也可模仿摇扇动作进行锻炼。

妙招二：拉毛巾。拿一条长毛巾，两只手各拽一头，分别放在身后，一手在上一手在下，像搓澡一样先上下拉动，再横向拉动，反复进行，每次15分钟。刚开始活动可能受到一些限制，应循序渐进，动作由小到大，由慢到快，每天早、中、晚各做一次。

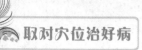

颈椎疼痛找大椎

颈椎病又称颈椎综合征，是由于颈部长期劳损，颈椎及其周围软组织发生病理改变或骨质增生等，导致颈神经根、颈部脊髓、椎动脉及交感神经受到压迫或刺激而引起的一组复杂的症候群。

中医认为，颈椎病多因风寒、外伤、劳损等因素造成，一般出现颈僵、活动受限，一侧或两侧颈、肩、臂出现放射性疼痛，头痛头晕，肩、臂、指麻木，胸闷心悸等症状。大椎穴具有通经活络的作用，经常按摩此穴位，能有效缓解颈部疼痛，调理颈椎。

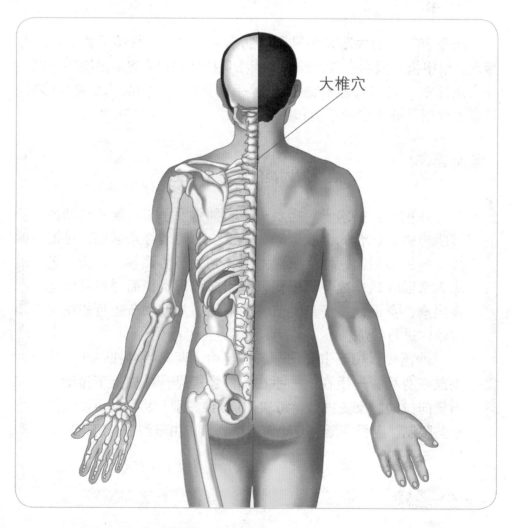

大椎穴

★精准定位

位于人体的颈部下端，第 7 颈椎棘突下凹陷处中。

★穴位一点通

正坐低头，该穴位于人体的颈部下端，第 7 颈椎棘突下凹陷处取大椎穴。如果一低头有两个高起的骨头，可以把手指放到两块高起骨头的部位，重复做低头、抬头的动作，固定不动的是颈椎，会前后移动的是胸椎，在颈椎骨下方的凹陷处取大椎穴。

★操作手法

将右手四指并拢，将食指紧贴在大椎穴上，适当用力反复摩擦约 1 分钟，以局部发热为度。每日 1 ~ 2 次。

贴心管家

治疗颈椎病外用方

方一：威灵仙 50 克，当归、细辛、乳香、姜黄、丹参、白芷、透骨草、自然铜、木瓜 各 15 克，三七 10 克，冰片、紫草各 5 克，蜈蚣 3 条。先将上述诸药浸泡于 2000 毫升 75% 的酒精 中，4 天后过滤，药液装瓶，备用。过滤后的药渣再用 2000 毫升的 75% 酒精浸泡 4 天后再次过滤，再将两次制成的药液混合搅 匀即可。用时取药酒适量揉涂患处，每日 3 次。

方二：花椒 30 克，五加皮、五味子、山楂各 15 克，威灵仙、当归、赤芍各 12 克，红花、羌活、独活、防风各 10 克，制附子 5 克。将上述诸药装入纱布袋内，扎紧，放入瓷盆内，加水煎煮 30 分钟，稍放凉，托敷患部，每次 30 分钟，每天 2 次。每剂药可连用 2 日，15 日为 1 疗程。

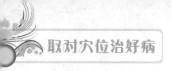

膝关节痛找犊鼻

　　膝关节是全身最容易受风寒侵袭的部位，因为在膝关节周围有几个直通向膝关节内部的孔隙。在寒冷的冬季，下身穿的衣服薄了；或者在炎热的夏季，下肢对着风扇或空调吹得时间长了，一般身体最先表现出不舒服的地方都是膝关节。年轻时会出现膝关节炎，上了年纪以后，随着人体功能和结构的退化，容易出现退行性骨关节炎。所以，平常一定要注意保护膝盖，膝盖保护好了，就相当于关闭了风寒等外邪侵入人体的门户。

　　在膝盖下方外侧凹陷处有个穴位叫作犊鼻穴，又叫外膝眼，是膝关节病变的敏感反应点和特效治疗部位。经常按摩外膝眼，可以预防下肢、膝关节病变引起的膝痛、屈伸不利、下肢麻痹等症状，是日常

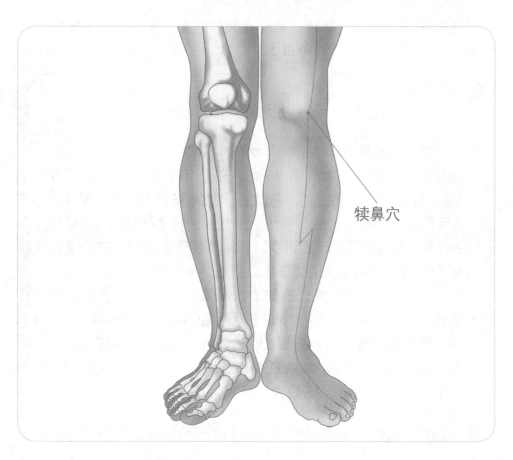

犊鼻穴

的保健穴，对膝关节的各种疾患有特效。

主治穴位：犊鼻穴

★精准定位

屈膝，在髌骨下缘，髌韧带外侧凹陷中。

★穴位一点通

1.坐位，屈膝呈135°，在髌骨下缘，髌韧带外侧的凹陷中，按之酸痛感明显即为犊鼻穴。

2.侧坐，屈膝呈135°，下肢用力蹬直时，在膝盖外侧可见一凹陷处，按压有酸胀感即为本穴。

★操作手法

端坐屈膝，双手掌心置于膝盖外侧，中指内扣，分别点揉双腿的犊鼻穴。点揉的力度要达到深层组织，但不可用蛮力，以免伤及膝盖。每天早晚各一次，每次2～3分钟，双侧同时点揉。

贴心管家

治疗关节炎的偏方

方一：木瓜汤。木瓜4个，蒸熟去皮，研烂如泥，白蜜1千克炼净。将两物调匀，放入净瓷器内，备用。每日晨起用开水冲调1～2匙饮用。此方能通痹止痛。

方二：生姜鸡。用刚刚开叫的公鸡1只，生姜100～250克，切成小块，在锅中爆炒焖熟，不放油盐。会饮酒者可放入少量酒，1天内吃完，可隔1周或半月吃1次。此方适用于关节冷痛、喜暖怕寒者。

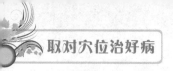

三叉神经痛找下关

三叉神经痛是医学上一个较难治疗的疾病，这种病疼起来非常剧烈，如刀割、烧灼，让人难以忍受。

其实，在我们面部两侧各有一个穴位——下关穴，对于三叉神经痛有特效。下关穴是临床经验用穴的常见穴位之一，经常按揉下关穴，可以预防和治疗三叉神经痛。

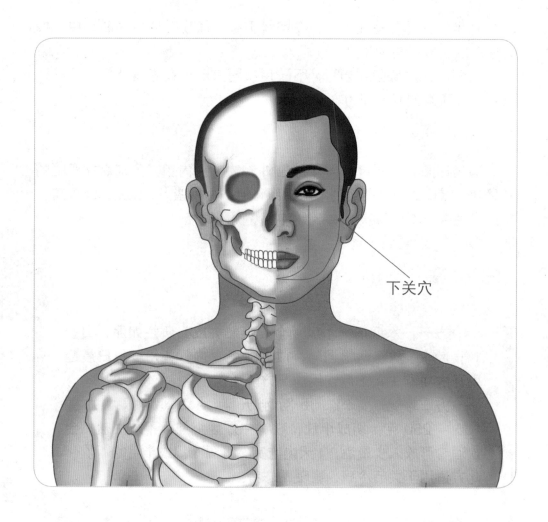

下关穴

主治穴位：下关穴

★ 精准定位

在面部，颧弓下缘，下颌骨髁状突的前方凹陷处。

★ 穴位一点通

闭口，从耳朵前方触摸颧弓下缘的骨头凹处取穴（用指头压迫，上齿或下齿会疼痛）。

★ 操作手法

正坐，举起双手，指尖向上，掌心向内，以中指或食指指腹点揉两侧下关穴。点揉时，指腹要紧贴皮肤，不能与皮肤表面形成摩擦。点揉该穴时，力度要均匀、柔和、渗透。每天早晚各一次，每次3～5分钟，双侧下关穴同时点揉。

贴心管家

三叉神经痛患者的注意事项

（1）充分休息，保证足够睡眠，不可因工作、娱乐而过度疲劳。

（2）尽量避免重体力劳动及大运动量的锻炼。

（3）进食较软的食物，因咀嚼诱发疼痛的患者，则要进食流食，切不可吃油炸物、刺激性食物、海鲜产品以及热性食物等。

（4）保持心情舒畅，切忌冲动、生气、抑郁寡欢。

（5）树立治疗疾病的信心，积极配合医生治疗。

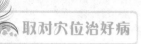

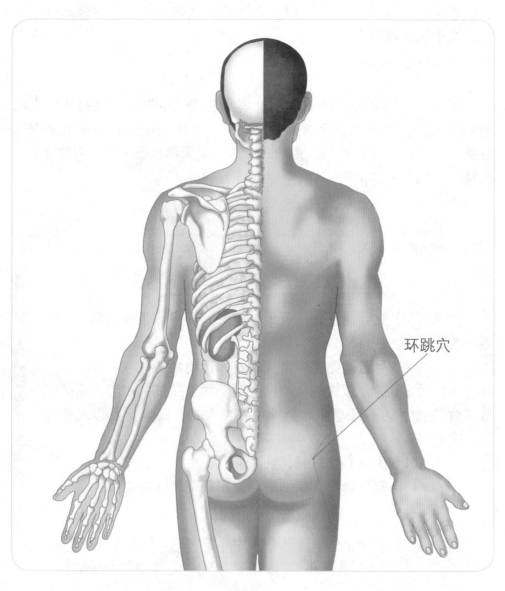

坐骨神经痛揉环跳

坐骨神经痛以疼痛放射至一侧或双侧臀部、大腿后侧为特征，是由于坐骨神经根受压所致，疼痛可以是锐痛，也可以是钝痛，有刺痛，也有灼痛，可以是间断的，也可以是持续的。通常只发生在身体一侧，可因咳嗽、喷嚏、弯腰、举重物而加重。

环跳穴

中医认为，坐骨神经痛与肝肾亏虚有关。如果患者血气虚弱，肝肾亏虚，加上劳累过度或有外感寒湿之邪导致寒湿闭阻经脉，血气瘀滞而形成坐骨神经痛。环跳穴有疏通气血的作用，按揉此穴位，可有效缓解坐骨神经痛。

主治穴位：环跳穴

★精准定位

股骨大转子与骶管裂孔连线的外 1/3 与内 2/3 的交界处。

★穴位一点通

侧卧，伸下腿，屈上腿呈 90°，以小指关节横纹按在大转子上，拇指指向脊柱，当拇指指尖处是环跳穴。

★操作手法

由于此穴区肌肉丰厚，应当由他人代为按揉。俯卧位或站立位，施术者屈肘，以肘尖点揉环跳穴。点揉时，力度要均匀、柔和、渗透，使力量达到深层局部组织，切忌用蛮力。自我按摩时，适合用中指用力点揉。每天早晚各一次，每次 3 ~ 5 分钟，双侧环跳穴交替点揉。

贴心管家

如何预防坐骨神经痛

（1）保持正确的姿势，做到站有站相，坐有坐相。

（2）注意保暖，特别是冬季，更要避免风寒的侵袭。

（3）对于长期处于坐位的人来说，休息的时候应该做一些适当的运动，缓解一下局部的酸痛。

（4）劳逸结合，不可过度劳累。

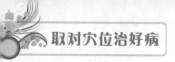

足跟痛揉涌泉

　　足跟痛又称跟痛症，是足跟底部局限性疼痛，多见 40 ～ 60 岁中老年人，与外伤或劳损有关。表现为足跟疼痛剧烈，疼痛部位一般都很局限，足跟部有明显压痛点。晨起下地活动时疼痛严重，活动后疼痛减轻，但久站久行疼痛又加重，部分患者足跟部轻度肿胀。

　　中医认为，足跟痛多由肝肾阴虚、痰湿、血热等原因导致。肝主筋、肾主骨，肝肾亏虚，筋骨失养，复感风寒湿邪或慢性劳损便导致经络瘀滞，气血运行受阻，使筋骨肌肉失养而发病。

　　按摩涌泉穴可改善局部毛细血管、毛细淋巴管的通透性，促进血液、淋巴液在体内的循环，调整人体的代谢过程，具有持续而强有力的镇痛利尿作用，能有效治疗足跟痛。

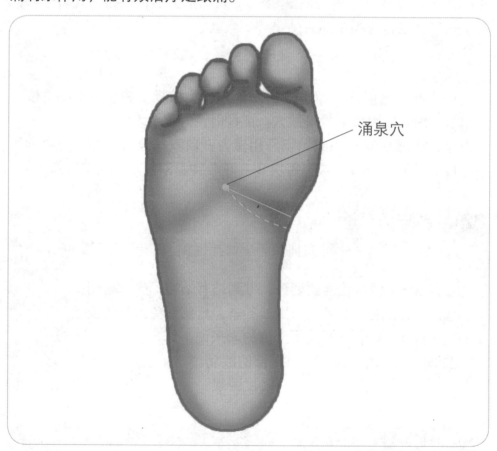

涌泉穴

主治穴位：涌泉穴

★ 精准定位

足底（去趾）前 1/3，足趾跖屈时呈凹陷处。

★ 穴位一点通

1. 坐位，卷足时，在足底掌心前面正中凹陷处。

2. 坐位或仰卧位，在足底部，卷足时，足前部凹陷处，约在足底第 2 ～ 3 趾蹼缘与足跟连线的前 1/3 与后 2/3 交点的凹陷处。

★ 操作手法

取坐位，双脚自然向上分开，或取盘腿坐位，用双拇指从足跟向涌泉穴做前后反复的推搓；或用双手掌自然轻缓地拍打涌泉穴，最好以足底部有热感为宜。

贴心管家

足跟痛外用方

方一：白酒 500 毫升，紫草、赤芍、当归各 9 克，红花 15 克。将所有的药材放入白酒里浸泡，密封放 7 天，去渣剩药酒。用药酒按摩足跟部即可。

方二：白醋 50 升，夏枯草 60 克。先将夏枯草放入锅里，加适量清水煎 30 分钟，然后去渣，将药汁倒入脚盆里，再加入白醋。趁热熏洗足跟患处 20 分钟，每天熏洗 1 次，坚持熏洗 7 天。

第四章 按摩特定穴位，防治中老年慢性病

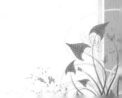

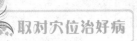

调治痛风按肾俞

痛风是由于人体内嘌呤的新陈代谢发生紊乱，尿酸的合成增加或排出减少，造成尿酸以钠盐的形式沉积在关节、软组织和肾脏中，引起组织的异物炎性反应。

传统中医认为，腰为肾之府，且足少阴肾经、督脉均经过腰部。因此，腰部病变与这两经的关系较为密切。中医理论认为，腰部病变的主要病机不外乎风、寒、湿阻滞经脉，引起气血运行受阻，或因外伤损伤经脉，导致气血运行障碍所致，所谓"不通则痛"；或先天禀赋不足、年老肾衰、久病、房劳伤肾引起肾气不足，经脉失养所致，所谓"不荣则痛"。

按摩肾俞穴，可以减少尿酸合成，促进尿酸排泄，纠正高尿酸血症，预防和治疗痛风石、痛风性肾病与痛风性尿路结石。

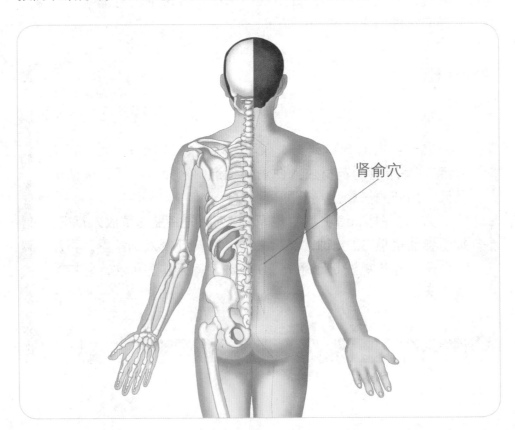

肾俞穴

主治穴位：肾俞穴

★精准定位

在第2腰椎棘突下，旁开1.5寸处。

★穴位一点通

1.俯卧姿势，肾俞穴位于人体的腰部，当第2腰椎棘突下，左、右二指宽处。

2.坐位，两髂前上棘最高点的水平连线与脊柱相交所在的椎体为第4腰椎，向上数两个椎体即为第2腰椎，由此引一垂线，再从肩胛骨内侧缘引一垂线，两条垂线之间的中点处，按压有酸胀感即为本穴。

★操作手法

将双手手心搓热，并迅速将掌心贴在肾俞穴处，感觉温热感向身体深处渗透。然后，由肾俞向臀部快速擦动，频率保持在80～100次/分，坚持3～5分钟。每日1次。

贴心管家

痛风患者的饮食选择

一般缓解期或慢性期的痛风患者，将嘌呤的摄入量控制在100～150毫克/天，通常就会有效预防症状的发生。

嘌呤含量高的食品包括：动物内脏、大脑、杂豆、海产品、啤酒和各种肉汤、肉汁，这些是痛风患者绝对不可以选食的东西；粗粮、菠菜、花菜、蕈类、扁豆、禽畜肉类含嘌呤也在每百克75～150毫克，应谨慎选择；而牛奶、鸡蛋、粳米、白面、水果、蔬菜、藕粉、咖啡、可可和油类则是相对安全的食物，痛风患者可以适量选择。

第四章　按摩特定穴位，防治中老年慢性病

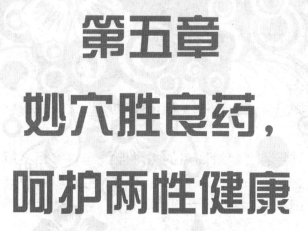

第五章
妙穴胜良药，
呵护两性健康

按摩穴位对身体有很多好处，可以促进血液循环、放松身心、调整脏腑机能。针对人体一些特殊穴位的按摩，还能够调和气血，放松身体，激发性欲，提高性能力，以促进和改善夫妻性生活。

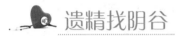 ## 遗精找阴谷

　　不因性交而精液自行排出,中医将精液自遗现象称为遗精或失精。在梦境中的遗精称为梦遗,无梦而自遗者名滑精。遗精的频率可以从1～2周一次到4～5周一次不等,都属于正常现象。 一周内有数次或一夜数次遗精就属于病理现象,要及时诊疗。导致遗精的因素很多,主要有心理因素、环境影响、纵欲手淫、过度疲劳、炎症刺激所致。

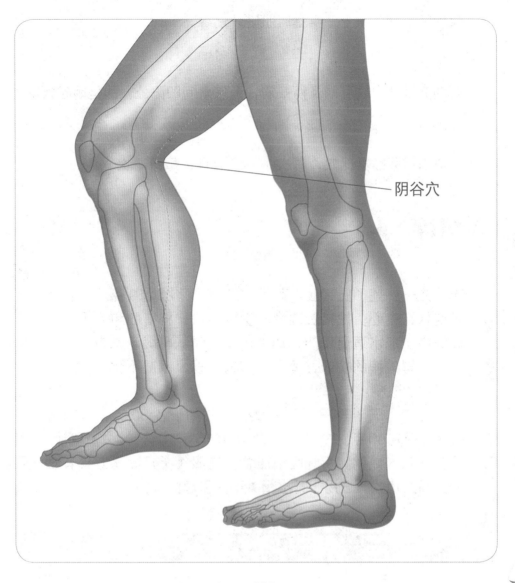

阴谷穴

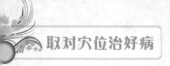

中医认为，遗精多由肾虚不固、心肾不交或湿热下注所致。按摩阴谷穴，能够疏通经络、行气活血、振奋阳气，对早泄、遗精等男性性功能障碍疗效显著。

主治穴位：阴谷穴

★精准定位

膝后区，腘横纹上，半腱肌肌腱外侧缘。

★穴位一点通

在腘窝横纹内侧可触及两条筋，两筋之间凹陷处，即是阴谷穴。

★操作手法

用拇指指腹按揉此穴，每次 1 ~ 3 分钟，每日 1 次。

贴心管家

治疗遗精食疗方

方一：莲子煲猪肚。莲子 100 克，猪肚 250 克。先将莲子泡软，去心；把猪肚洗净，切成小块；将猪肚和莲子放入砂锅中，加水适量煲汤，加少许食盐调味，喝汤吃肉。此方具有益胃健脾的功效，适用于脾胃虚弱、水湿不化、湿热下注引起的遗精。

方二：三子养精粥。金樱子、覆盆子各 30 克，五味子 15 克，粳米 50 克。先将以上三药水煎 15 ~ 20 分钟，去渣取汁，用药汁煮米成粥。每晚睡前服食，连服 1 个月。此方具有收涩固精的功效，适用于肾虚精关不固引起的遗精。

阳痿找腰阳关

阳痿是指男性在性生活时,阴茎不能勃起或勃起不坚或坚而不久,不能完成正常性生活,或阴茎根本无法插入阴道进行性交,阳痿又称"阳事不举"等,是最常见的男子性功能障碍性疾病,偶尔1～2次性交失败,不能认为就是患了阳痿。

腰阳关穴为督脉阳气通过之关,经常按摩此穴位,具有疏通阳气、强腰膝、益下元的作用,对防治阳痿疗效显著。

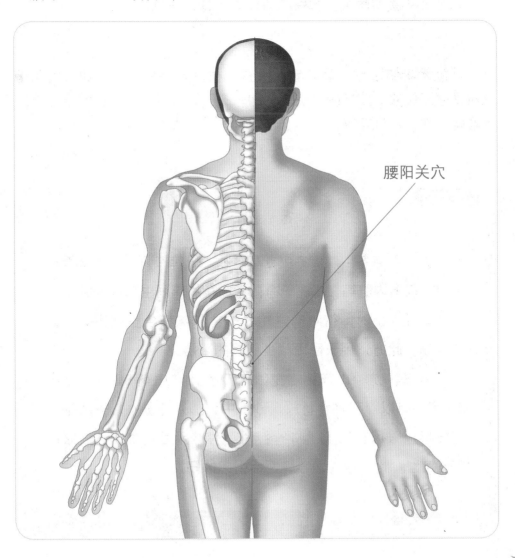

腰阳关穴

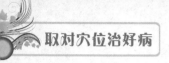

主治穴位：腰阳关穴

★ 精准定位

在腰部，下腰部正中线，第4腰椎棘突下。

★ 穴位一点通

俯卧位，先按取骨盆两侧最高点，两最高点连线与背部正中线交点处即为第4腰椎棘突，棘突下方凹陷处即是本穴。

★ 操作手法

被施术者俯卧位，施术者两手置于被施术者后腰部，用大拇指指腹按揉腰阳关穴。按揉的手法要均匀、柔和、渗透，以局部酸胀为佳。早晚各一次，每次按揉3～5分钟，两手交替操作。

贴心管家

治疗阳痿食疗方

方一：炖冬虫鸡。冬虫夏草5枚，母鸡1只，将鸡宰杀，去毛，取出内脏等，清洗干净；将洗净的鸡同虫草放入锅内，加水炖1.5小时，待鸡肉烂熟时加盐和味精各少许调味，食肉饮汤。此方适用于阴虚精少引起的阳痿。

方二：龙眼山药粥。龙眼肉5枚，淮山药50克，粳米50克。将以上三种食材放入砂锅中，加入适量水，煮成粥。每日早上服用。10日为1个疗程，停5天后再食，一般服用3个疗程。此方适用于心脾两亏引起的阳痿。

早泄揉命门

早泄是指性交过程中过早射精的现象，导致早泄的有生理和心理两方面的原因。中医认为，该病主要原因为肾亏，固摄失职，不能制约精，或阴虚相火妄动，内扰于精室。按摩命门穴也有催情的作用，能改善性冷淡，滋养肾气，调节生殖系统，平衡和恢复性功能，从而解除男性难言之隐。

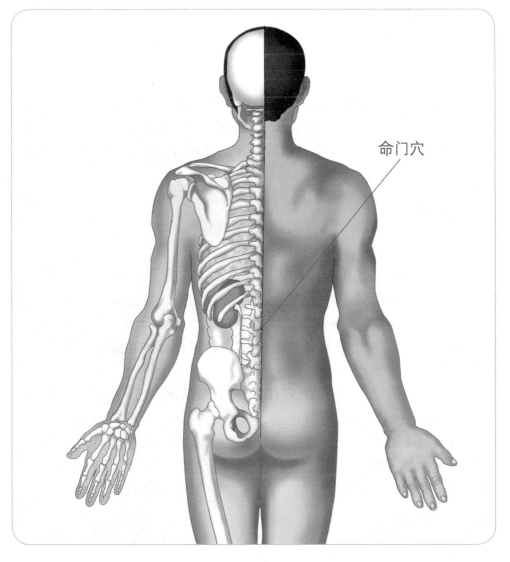

命门穴

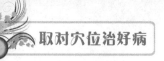

主治穴位：命门穴

★精准定位

位于腰部，后正中线上，第2腰椎棘突下凹陷中，约与肚脐在同一水平处。

★穴位一点通

正坐，伸两手至背腰后，大指在前，四指在后。左右中指指腹所在位置即是命门穴。

★操作手法

患者俯卧位，操作者从命门穴上20厘米处，用掌心沿脊柱下行，直到命门穴进行轻柔的按摩。然后再用掌心摩擦命门穴，以感觉局部发烫为度，最后用拇指指腹在命门穴用力点压3～5次。每日1～2次。

贴心管家

早泄食疗方

方一：黄芪枸杞炖乳鸽。北黄芪、枸杞子各30克，乳鸽1只。先将乳鸽宰杀后去毛及内脏，洗净，与北黄芪、枸杞子同放炖盅内，加水适量隔水炖熟食用。一般3天炖1次，3～5次为1疗程。此方具有益气健脾、养阴补肾的功效，适于脾肾两虚型早泄。

方二：龙马童子鸡。虾仁50克，海马25克，仔公鸡1只。先将仔公鸡宰杀去毛及内脏，洗净后将虾仁、海马用温水洗净后放入鸡腹内，再加葱段、姜块、味精、食盐适量，上笼蒸之烂熟，拣去葱段、姜块，另用淀粉勾芡收汁，浇在鸡上即可食用。有健脾益肾的功效，适用于脾肾阳虚所致的早泄。

前列腺增生按太溪

　　前列腺增生又称前列腺肥大，该病多发生于老年男子。其症状分为两类，一类是尿道的刺激症状：如尿频、尿急、尿痛、夜尿次数增多等。另一类是尿道的梗阻症状：如尿线变细、排尿等待、间歇性排尿、排尿不尽等。中医认为，小便排出困难、夜尿增多、小腹坠胀等与肾气虚衰有关。

　　太溪穴是肾经原穴，具有补肾阳、益肾气之功效。所以，刺激太溪穴可以治疗前列腺方面的疾病。现代医学认为，刺激太溪穴可通过神经调节，引起会阴部反射性肌肉收缩，从而有利于输尿管及膀胱括约肌调节功能的恢复。

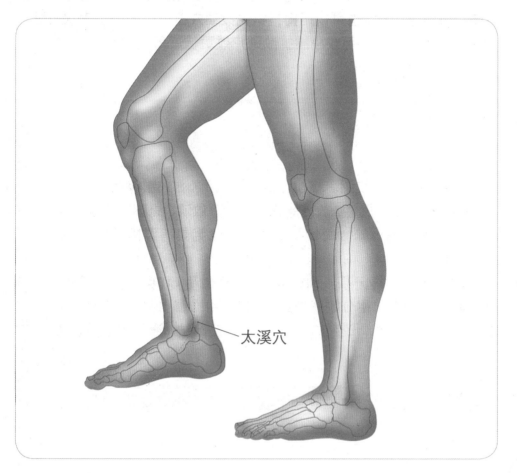

太溪穴

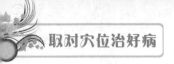

主治穴位：太溪穴

★精准定位

在内踝高点与跟腱之间凹陷中，约内踝后5分处。

★穴位一点通

正坐，抬一脚置于另一腿膝盖上。用另一手轻握，四指放置脚背，弯曲大拇指按压即是。

★操作手法

将同侧手拇指指尖放在该穴上，其余四指放在对侧，相对用力，以产生酸胀感为度，也可以用拇指指尖拨动穴位部位的一条索状肌腱，如果局部的酸麻感向足或小腿扩散则疗效更佳。每次按5~15分钟，每天1~3次。

贴心管家

治疗前列腺增生的药膳方

方一：桃仁粥。核桃仁50克，粳米80克。粳米煮成粥，核桃仁去皮、捣烂，放入粥内，文火煮数沸，见粥面有油即可，最后加红糖调味。每日早晚食用。此粥具有温阳益气、润燥止痒的功效。

方二：癃闭茶。肉桂40克，穿山甲60克，蜂蜜适量。将肉桂和穿山甲分别研成细粉和匀，用蜂蜜水冲服。每次3~5克，每日2次，代茶饮。此茶具有行瘀散结、通利水道的功效。

月经不调揉照海

月经不调是女性月经病的统称，它通常指月经周期、月经量、经色、经质发生病理变化，其中包括经期提前或延后，月经先后无定期，以及经期延长、崩漏、闭经、经量过多、经色黑紫等诸多症状。

中医认为，月经不调多因经期受寒湿影响、过食辛辣寒凉食物、抑郁忧思等引起气血失调所致。

照海穴具有清热利咽、安心养神、温经散寒的功效，经常刺激此穴位，就能防治月经不调。

主治穴位：照海穴

★精准定位

位于足内侧，内踝尖下方凹陷处。

★穴位一点通

正坐，将一足放于另一侧膝盖上，在足内踝尖下方凹陷处取穴即是。

★操作手法

每天睡前用拇指指腹点揉照海穴5～10分钟，以产生酸胀感为度。

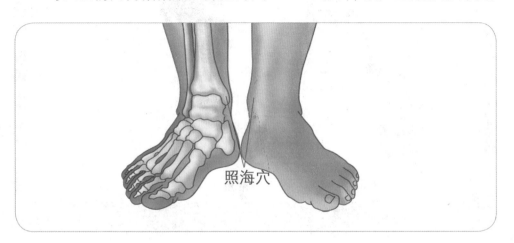

照海穴

贴心管家

如何预防月经不调

（1）经前和经期忌食生冷、寒凉、辛辣食物。

（2）注意保暖，防止寒邪侵袭。

（3）注意休息，避免过度劳累。

（4）避免强烈的精神刺激，保持心情愉快。

（5）防止房劳过度，经期禁止性生活。

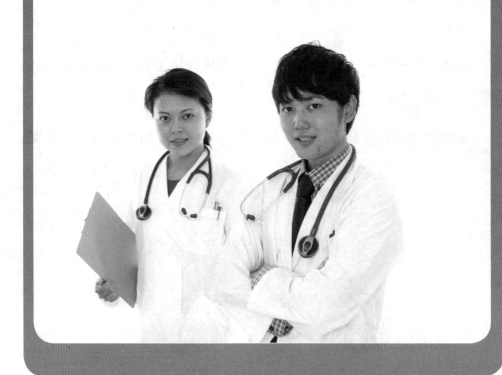

崩漏找三阴交

崩漏是指妇女非周期性子宫出血,其发病较急,大量出血者为"崩",出血量少,淋漓不绝者为"漏",故临床多以崩漏并称。

崩与漏虽然出血情况不同,但发病过程中两者常互相转化,如崩血量渐少,可能转化为漏,漏势发展又可能变为崩。究其发生原因,多由情志抑郁、操劳过度、产后或流产后起居饮食不慎、房事不节等引起冲任二脉功能失调而致。

三阴交穴是女性比较重要的穴位。凡经期不准,白带、月经过多或过少,经前综合征,更年期综合征等,皆可治疗。又因此穴为足太阴脾经、足少阴肾经、足厥阴肝经交会之处,因此其应用广泛,除可健脾益血外,也可调肝补肾,亦有安神之效,可帮助睡眠。

主治穴位:三阴交穴

★精准定位

内踝尖直上 3 寸,胫骨内侧面后缘。

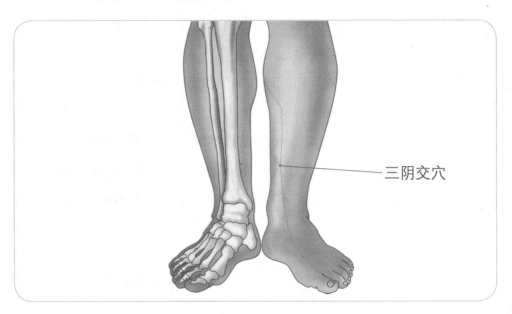

三阴交穴

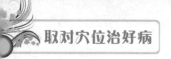

★穴位一点通

1.侧坐垂足，在内踝尖直上4横指（即3寸）处，胫骨内侧面后缘，按压有酸胀感即为本穴。

2.侧坐垂足，手4指并拢，小指下缘紧靠内踝尖上，食指上缘所在的水平线与胫骨后缘的交点处，按压有酸胀感即为本穴。

★操作手法

取坐位，小腿放于对侧大腿上，用拇指按于三阴交穴，顺时针方向按揉约2分钟，以局部有酸胀感为佳。

贴心管家

防治崩漏药膳方

方一：红米生地粥。生地黄50克，红米100克，冰糖适量。将生地黄洗净，煎取药汁，与红米加水共煮，煮烂后加入冰糖即可。每日早、晚空腹温热食用。此粥具有清热生津、凉血止血的功效。适用于血热崩漏、鼻衄及消化道出血等患者。需要注意的是，此粥不宜长期食用，服用期间，忌食葱白、薤白及萝卜。（选自《食医心鉴》）

方二：乌雄鸡粥。乌雄鸡1只，糯米100克，葱白3条，花椒、食盐适量。将鸡去毛，除内脏后，洗净切块，煮烂，再放入糯米及葱、花椒、食盐煮成粥即可。每日2次，空腹食用。此粥具有益气养血、止崩安胎的功效。适用于脾虚血亏而致的暴崩下血或淋漓不净的患者。（选自《太平圣惠方》）

白带异常找带脉

正常情况下，妇女阴道内有少量白色无臭的分泌物润滑阴道黏膜，称为带下。如果带下量多，或色、质、味发生异常，就成为一种病症，医学上称为带下病。

中医认为，带下病的内在原因是脾失健运。带脉穴具有健脾利湿、调经止带的作用，经常按揉此穴，对治疗带下病具有良好的效果。

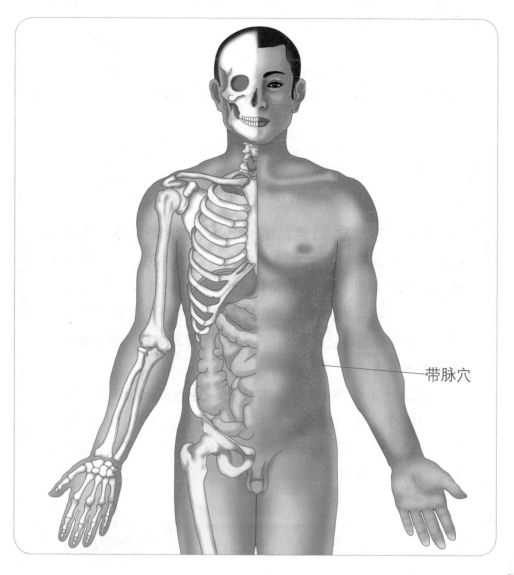

带脉穴

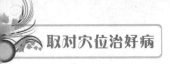
主治穴位：带脉穴

★精准定位

位于侧腹部，在第 11 肋骨游离端下方垂线与脐水平线的交点处。

★穴位一点通

侧坐举臂，先取章门穴，在其下 1.8 寸，与肚脐相平，按压有酸胀感觉处即是带脉穴。

★操作手法

每天用两手手指指腹按揉带脉穴 5 ~ 10 分钟。

贴心管家

治疗带下病小偏方

方一：石榴皮 30 克，粳米 100 克，白糖适量。将石榴皮洗净，放入砂锅，加水适量煎煮，取汁去渣，再放入粳米煮粥，待粥将熟时，加入白糖稍煮即可。每日 1 ~ 2 次，3 ~ 5 日为 1 个疗程。发热期间及小便淋涩、湿热带下者均不宜选用。此方具有温肾止带的功效，适用于脾肾虚弱、带下绵绵、腰酸腹痛患者。

方二：蒲公英 60 克，木棉花、金银花各 30 克，粳米 50 ~ 100 克。先将蒲公英、木棉花、金银花水煎，去渣取汁，再放入粳米煮作粥。每日 2 次，温热食。此方具有清热解毒、祛湿的功效。适用于湿热带下患者。

乳腺增生找膻中

　　乳腺增生是内分泌失调引起乳腺结构失常的一种常见妇科病。临床表现有乳房肿痛，触摸乳房可发现有大小不一的结节或肿块，质地软韧，无粘连，呈圆形或椭圆形，可活动。患者常伴有头晕、烦躁、易怒、咽干。

　　中医认为，肝脾受损容易诱发乳腺增生，调理应以疏肝理气、健脾为主。《黄帝内经》曰："膻中者，为气之海。"也就是说，膻中穴是容纳一身之气的大海。但凡与气有关的疾病，如气虚、气滞等，都可以找它来调治。按揉膻中穴，具有软坚散结、活血通络、疏肝解郁的功效，防治乳腺增生效果极佳。

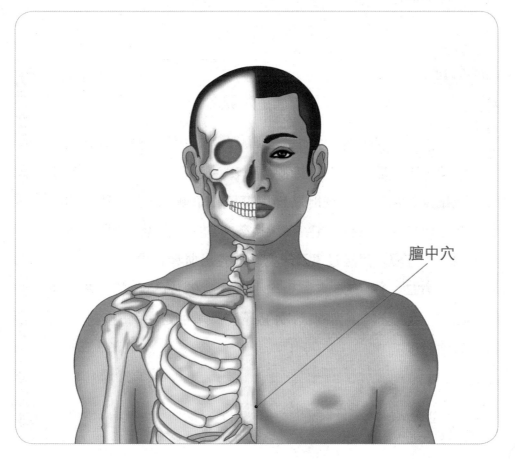

膻中穴

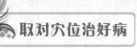

主治穴位：膻中穴

★精准定位

胸部，当前正中线上，平第 4 肋间，两乳头连线的中点。

★穴位一点通

正坐或仰卧位，当前正中线上，平第 4 肋间，两乳头连线的中点，按压有酸胀感即为本穴。

★操作手法

用大拇指先顺时针方向轻轻按揉，再逆时针方向按揉，每次各 30 下，动作要缓慢、均匀、有力。每日 1～2 次。

贴心管家

乳腺增生外敷偏方

方一：蒲公英、木香、当归、白芷、山栀、薄荷各 30 克，紫花地丁、瓜蒌、黄芪、郁金各 18 克，麝香 4 克。将上药研成细末，用酒精清洗肚脐部后擦干，填塞 0.5 克药粉，用棉花轻柔按压，胶布固定，3 天换药 1 次，8 次为 1 疗程，可连用 3 个疗程。月经过多及子宫功能性出血者忌用。

方二：芒硝 60 克，生南星、蜂房各 20 克。将上药研为细末，用凡士林调为糊状，外敷于乳腺增生处。每日换药 1 次，以愈为度。

　　如果心络痹阻，心血不足，哺乳期女性则乳汁分泌过少。此时最好的经穴治疗，就是选少泽穴而泻。

　　少泽穴具有调气血、通血脉的作用，是治疗乳汁不足的主穴之一。

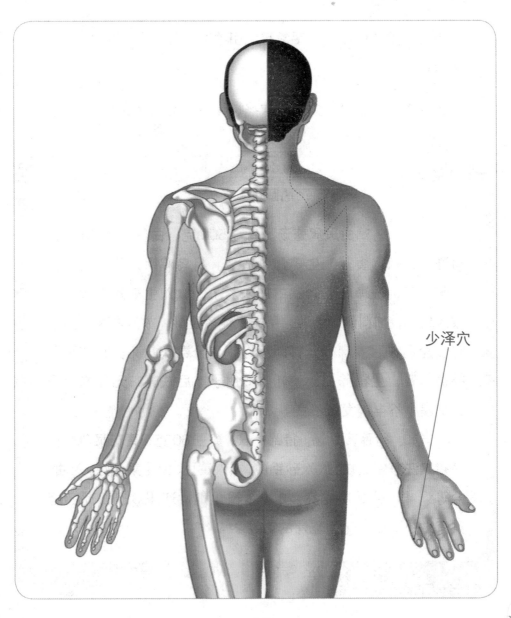

少泽穴

第五章　妙穴胜良药，呵护两性健康

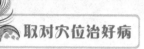

主治穴位：少泽穴

★精准定位

位于人体的小指末节尺侧，距指甲角 0.1 寸。

★穴位一点通

屈小指，沿指甲底部与手掌尺侧引线交点处，即是少泽穴。

★操作手法

用指尖垂直下压少泽穴，每次掐按 1 ～ 3 分钟，每日 2 次。

贴心管家

产后缺乳药膳方

方一：乌鸡白凤尾菇汤。乌鸡 500 克，白凤尾菇 50 克，料酒、大葱、食盐、生姜片各适量。将乌鸡宰杀后，去毛、内脏及爪，洗净。在砂锅中加入清水，放入生姜片煮沸，再放入乌鸡，加料酒、大葱，用文火炖煮至酥，放入白凤尾菇，加食盐调味后煮沸 3 分钟即可起锅，分数次吃完。此药膳可补益肝肾、生精养血、下乳。适用于产后缺乳、无乳或女子乳房扁小不丰、发育不良等。

方二：猪蹄黄豆汤。猪蹄 1 只，黄豆 60 克，黄花菜 30 克。将猪蹄洗净剁成块，放入砂锅中，加入黄豆、黄花菜煮烂，入油、盐等调味，分数次吃完。2 ～ 3 日 1 剂，连服 3 剂。此药膳具有滋补阴血、化生乳汁的功效。

第六章
活"穴"活用，
走出亚健康状态

亚健康是一种介于有病与无病之间的状态，即机体虽无明显的疾病，却出现生活免疫力降低、适应力减退的一种状态。表现为：经常感觉身体不舒适，容易疲劳，睡眠不好，食欲不振，或常感觉头疼。中医认为，穴位按摩能有效消除亚健康，提高人体免疫力，是抵御疾病、保持健康的有效手段。

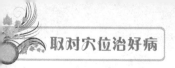
耳鸣不绝找中渚

中医认为，肾开窍于耳，耳鸣往往是肾虚的反映，也是听力下降的表现。有人认为耳鸣是老年人的专利，因为人上了年纪就会出现肾虚。实际上，很多年轻人也会出现耳鸣，因为现在人们的工作和生活压力较大，平时又不注重休息，所以耳部微循环就会出现问题，导致耳鸣。

耳鸣症状常表现为时轻时重。中渚穴属于手少阳三焦经，具有清热通络、开窍益智之功效。经常按揉该穴，可以有效缓解耳鸣、耳聋的症状。

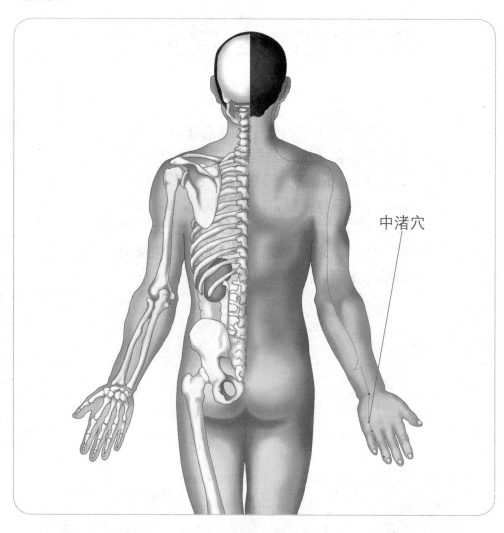

中渚穴

★精准定位

在手背部，握拳，第4、5掌骨小头后缘之间凹陷中，液门穴后1寸处。

★穴位一点通

俯掌，握拳，在手背部第4、5掌指关节后可触及凹陷，用力按压有酸胀感即为本穴。

★操作手法

一手屈肘放于胸前，掌心向下，握拳；另一手反手握住该手的小指侧，以拇指指尖掐揉该手的中渚穴，以感觉酸胀为度，掐揉1～2分钟。双手交替操作。

贴心管家

应对耳鸣的饮食方案

多吃含铁丰富的食物：缺铁易使红细胞变硬，运输氧的能力降低，耳部养分供给不足，可使听觉细胞功能受损，导致听力下降。补铁，则能有效预防和延缓中老年人耳鸣、耳聋的发生，含铁丰富的食物包括猪肝、牛肉、猪肉、鸡肝、猪肾、鸭血、大豆、蛋黄等。

常吃有活血作用的食物：活血化瘀的食物能扩张血管，改善血液黏稠度，有利于保持耳部小血管的正常微循环。可常进食黑木耳、韭菜、红葡萄酒、黄酒等。

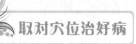

眼疲劳找睛明

眼睛是我们人体中最容易受到外界刺激的器官，因为除了睡眠的时候，我们的眼睛会得到休息，其他时间几乎全部都是需要用到眼睛的，因此我们的眼睛比身体更容易疲劳。

眼疲劳是一种眼科常见病，主要由于人们平时看电脑、电视、手机过度用眼，眼睛眨眼次数减少，造成眼泪分泌相应减少，同时闪烁的荧屏强烈刺激眼睛而引起的。它会导致人的肩颈部位出现疼痛，还会引发或加重各种眼病。

怎样恢复眼疲劳呢？其实，我们面部有一个保护眼睛的神奇穴位——睛明穴，该穴位于目内眦，是眼泪出入的地方，是精气汇聚而帮助眼睛感受光明的地方。该穴对于各种眼疾都有很好的治疗作用，如上火导致的目赤肿痛；肝血不足导致的视物不清、迎风流泪、目眩、结膜炎、夜盲、近视等。总之，若要保护好眼睛，治疗眼疾，该穴不可或缺。

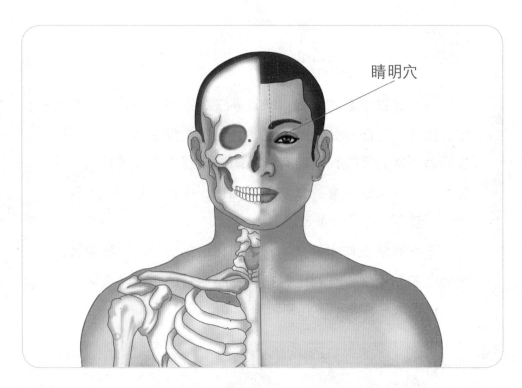

睛明穴

主治穴位：睛明穴

★ 精准定位

在面部，目内眦稍上方凹陷中。

★ 穴位一点通

正坐位，目视前方，手置于目内眦稍上方，轻轻按压有一凹陷处，按压有酸胀感即为本穴。

★ 操作手法

正坐，举起双手，指尖向上，掌心向内，以中指或食指指腹轻轻地点揉睛明穴。点揉时，指腹紧贴皮肤，不能与皮肤表面形成摩擦。点揉该穴时，力度要轻柔并渗透。每天早晚各一次，每次3~5分钟，一般双侧睛明穴要同时点揉。

贴心管家

保护眼睛的小细节

科学用眼：不在强烈或昏暗的光线下看书、写字；读写姿势要坐端正，眼与书之间要保持30厘米以上的距离；不躺着看书；乘车走路时不看书；读写时间不宜过长；每隔50分钟左右要放松休息一下，或是做做眼保健操，或是到窗前眺望远处；不要长时间观看电视节目、电脑、手机。

常吃益眼食物：富含维生素A、维生素B的食物，如菠菜、胡萝卜、南瓜等。

注意用眼卫生：不用手揉眼睛，不用脏手帕或脏毛巾擦眼睛，不与他人共用毛巾、脸盆等浴具；患上眼疾要及时医治，同时注意不要将病菌传染给他人。

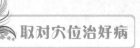

心热口臭大陵驱

大陵穴，自古以来就是治疗口臭的特效穴，根据古籍《胜玉歌》中说："心热口臭大陵驱。"中医认为，口臭源于心脾之火太过，心包经积热日久，灼伤血络，或由脾虚湿浊上泛，上蒸于口舌咽喉所致，按一按手腕的大陵穴，最能清火祛湿。

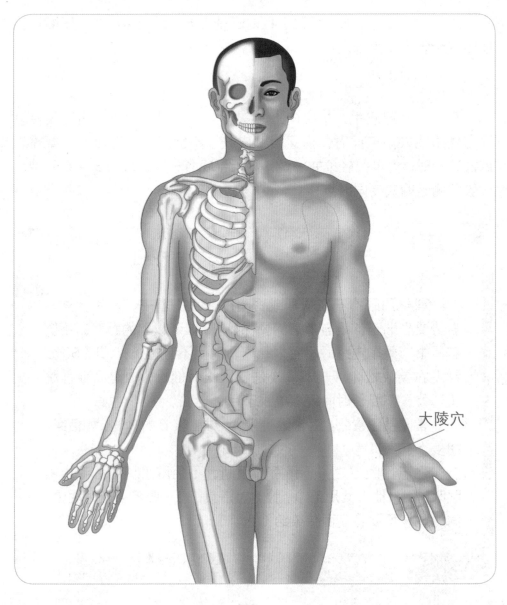

大陵穴

主治穴位：大陵穴

★精准定位

在腕前区，腕掌侧远端横纹中，掌长肌腱与桡侧腕屈肌肌腱之间。

★穴位一点通

微屈腕握拳，从腕横纹上，两条索状筋之间，即是大陵穴。

★操作手法

用右手拇指尖端按压左手大陵穴，垂直用力，向下按压，按而揉之，然后活动左手腕关节，可让刺激充分达到肌肉组织的深层，产生酸、麻、胀、痛、热和走窜等感觉。持续20～30秒后，渐渐放松，再轻揉局部，时间3～5分钟。先左后右，左右手交替进行，每日1～2次。

贴心管家

口臭是身体发出的预警

（1）胃肠道疾病：如消化性溃疡、慢性胃炎、功能性消化不良等，都可能伴有口臭。

（2）肺炎及鼻腔疾病：患这两种病也有口臭的可能，因为肺部有炎症，呼吸经过肺部后产生出来的气体就是被污染的；而鼻腔生病所引起的原因也是同样的道理。

（3）便秘：长期便秘，体内产生的有害物质不能及时排出，就会引起口臭、食欲减退、易怒等症状。

（4）肝、肾功能衰竭等全身性疾病：如酮症酸中毒可出现甜味或烂苹果味。

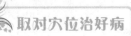

声音嘶哑找廉泉

　　声音嘶哑是常见的一种症状，多由于发音不当损伤了喉咙，或者休息不足导致虚火上炎祸及喉咙，或者吃了过于辛辣的食物导致火气郁结于喉咙等所致。声音嘶哑还常常伴有咽喉肿痛，以致咽唾沫或凉水都觉得疼痛，严重者由于疼痛而不能说话，看似小病，却让人异常痛苦。那么，当出现这种情况时，应该怎么办呢？

　　在喉结上方，舌骨体上缘的中点处有一穴位叫廉泉穴，可以解决这种痛苦。廉泉穴属任脉，为阴维脉、任脉之交会穴，具有利喉舒舌、消肿止痛之功效。用拇指点揉该穴，可感觉口中津液慢慢渗出，咽喉得到津液的滋润，症状很快就能得到缓解。

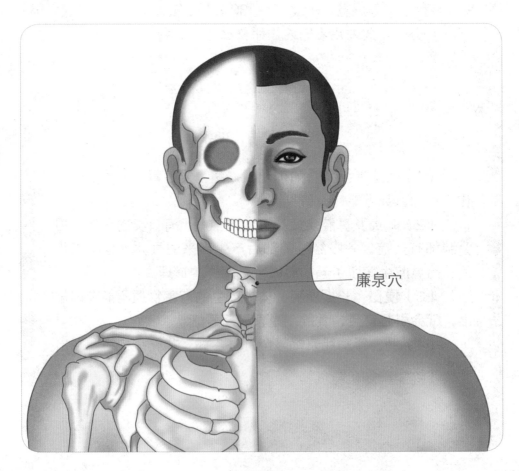

廉泉穴

主治穴位：廉泉穴

★精准定位

在颈部，当前正中线，喉结上方，舌骨体上缘的中点处。

★穴位一点通

正坐仰靠，当前正中线，喉结上方，舌骨体上缘的中点处，按之有酸胀感即为本穴。

★操作手法

端坐位，以大拇指指腹点揉廉泉穴。点揉的力度要均匀、柔和、渗透，使力量达到深层局部组织。早晚各一次，每次点揉 3 ~ 5 分钟，可双手交替操作。

贴心管家

应对声音嘶哑的小偏方

冰糖 50 克，梨 2 个。将梨洗净切块，同冰糖共放入锅中加水煮烂，每日分两次服用。可清热润喉，消痰降火，对嗓子有保护作用。亦可将梨洗净切块，绞取汁液，徐徐咽下，每次一小杯，有同等功效。

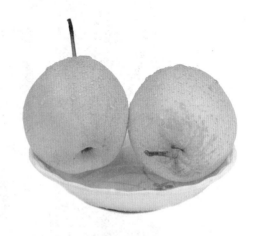

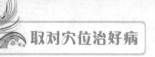

腰酸背痛找委中

老年人容易出现腰酸背痛的现象，但现在许多年轻人由于长时间坐在计算机前，也常会出现腰酸背痛的现象，所以腰背的保健成了一项重要的内容。

中医常说："腰背委中求。"意思就是腰背部疼痛不适，应当向委中求救。委中不仅对腰背部疼痛有特效，而且对下肢痿痹、遗尿、丹毒等都有很好的疗效，是日常保健必不可少的穴位。

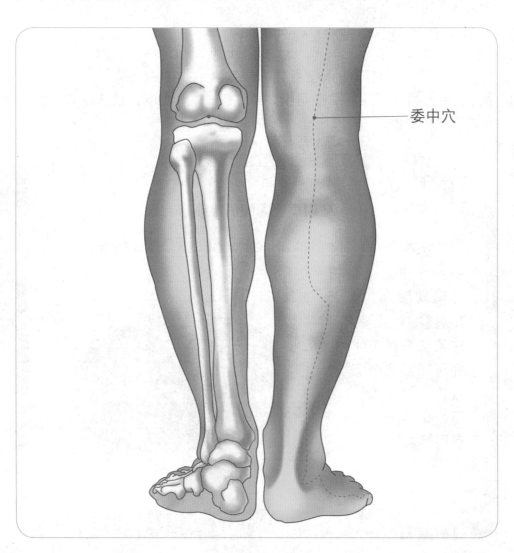

委中穴

主治穴位：委中穴

★精准定位

在腘横纹中点，当股二头肌腱与半腱肌的中间。

★穴位一点通

俯卧位，在腘横纹中点，屈膝时两条绷起的大筋之间凹陷中，按之酸痛明显处即为本穴。

★操作手法

被施术者俯卧位，施术者用大拇指指腹点揉委中穴。点揉的力度要均匀、柔和，使力量达到深层局部组织，以有酸痛感为佳。早晚各一次，每次点揉 5 分钟，两侧委中穴交替点揉。

贴心管家

腰酸背痛的危险信号

腰背痛有时不只是背部问题，可能是其他疾病的征兆，当出现下列状况时，应及时去医院就医：

（1）突发性、没有明显原因的腰背痛。

（2）伴有其他症状的腰背痛，例如发烧、胃痉挛、胸痛或呼吸困难。

（3）持续 2-3 天以上的急性腰背痛，而无减轻好转的迹象。

（4）持续 2 周以上的慢性腰背痛，而无缓解的现象。

（5）疼痛从背部顺着腿部延伸至膝盖或足部，小便失禁或有困难。

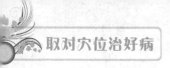

手脚冰凉按足三里

　　天气变冷，有的人就会感到全身发冷，手脚冰凉。这种情况属于中医所说的阳虚。中医认为，气虚、血虚会造成血液运行不畅、血液量不足，从而导致一年四季都会出现手脚冰凉的现象。

　　让手脚暖起来，应以温阳驱寒为主。足三里穴是胃经上的要穴，刺激此穴位，可激发全身气血的运行，起到调理脾胃、补中益气、通经活络、疏风祛湿的作用。

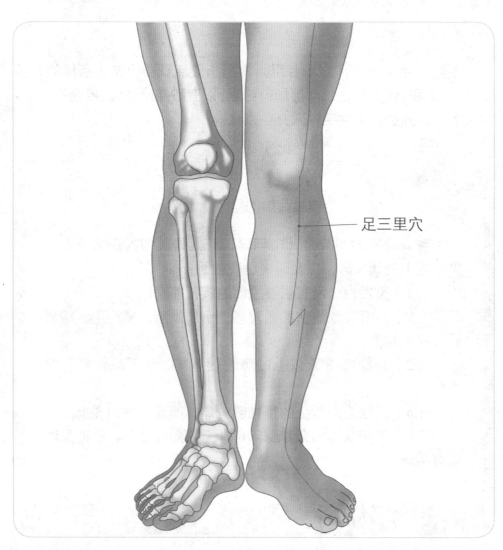

足三里穴

主治穴位：足三里穴

★精准定位

小腿外侧，犊鼻穴下3寸，胫骨前缘外一横指处。

★穴位一点通

1. 坐位屈膝，取犊鼻，自犊鼻向下量4横指（即3寸）处，按压有酸胀感即为本穴。

2. 站立弯腰，用同侧手张开虎口围住髌骨上外缘，余4指向下，中指尖所指处，按压有酸胀感即为本穴。

★操作手法

端坐，将拇指指端按放在足三里穴处正确位置，做点按手法，一按一松，连做36次。两侧交替进行。每日1～2次。

贴心管家

老人如何预防手脚冰冷

（1）注意保暖，随着气温下降及时增添衣物，尤其要注意头部和足部的保暖。

（2）坚持锻炼，每天以温热水浸泡手足或按摩四肢，以改善四肢血液的局部循环。

（3）保证充分的营养，食用有足够热量的食物，以增加机体的产热量。

（4）如果出现手足冰冷伴有四肢动脉搏动减弱或消失，皮肤苍白青紫，应及时就医。

（5）在医生的指导下，服用强壮健身的中药，如人参、蜂胶等。

自汗盗汗按复溜

在清醒状态下出汗称为自汗；在睡觉时出汗称为盗汗。中医认为，自汗和盗汗是由于人体阴阳失调，腠理不固，毛窍疏松，使津液外泄所致。

复溜穴的功效是补肾滋阴、利水消肿，改善整个肾的功能，解除肾功能失常所产生的各种症状。肾功能失常会造成人体水液代谢失常，而复溜穴专门治疗水液代谢失常。经常按揉此穴，可治疗自汗、盗汗。

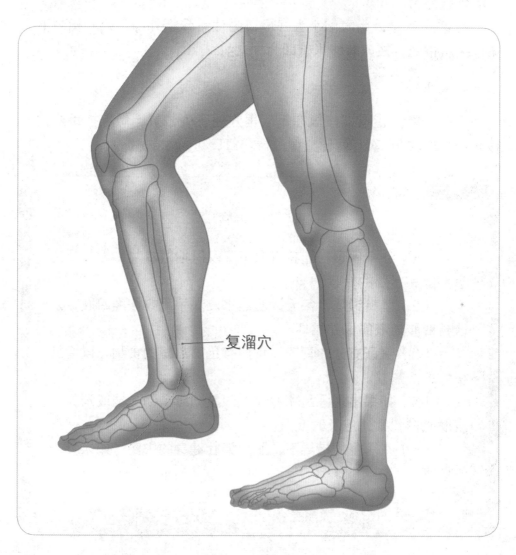

复溜穴

主治穴位：复溜穴

★精准定位

在小腿内侧，足内踝尖上2寸，跟腱的前缘。

★穴位一点通

先找到太溪穴，向上量3横指，跟腱前缘，按压有酸胀感觉处即是。

★操作手法

用拇指指腹按揉复溜穴，左右腿各1～3分钟，每日1次。

贴心管家

治疗盗汗药膳方

浮小麦10克，糯稻根10克，泥鳅100克，生姜少许。

将泥鳅放到盆里撒上盐，再用清水冲洗，除掉泥鳅身上黏液；将洗净的泥鳅在开水中烫一下，取出，与浮小麦、糯稻根、生姜一同放入砂锅中炖2小时，调味后即可食用。

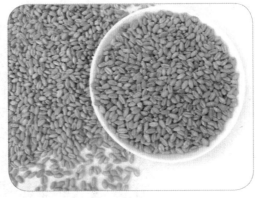

此药膳中，浮小麦性味甘凉，有益气、除热、止汗的功效；糯稻根性味甘平，具有清热、止汗的功效；泥鳅性味甘平，有补益脾肾、利水、解毒的功效。三种食材合用，治疗盗汗效果显著。

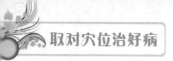

失眠多梦按神庭

如今，人们工作压力大，经常会出现失眠的现象。虽然失眠不是很大的疾病，但还是会影响到工作和生活。

失眠又称入睡障碍和维持睡眠障碍，包括由各种原因引起的入睡困难、睡眠深度不足或入睡时间过短、早醒及睡眠时间不足或质量差等症状。

中医治疗失眠的方法很多，按摩神庭穴是较为简单有效的方法。中医认为，神庭穴是智慧之穴，主要调控神经系统。经常按摩此穴，能够起到消除疲劳、活跃大脑细胞、增强记忆力的作用，对于长时间看书学习而产生的头脑发胀、头昏眼花具有明显的治疗作用。

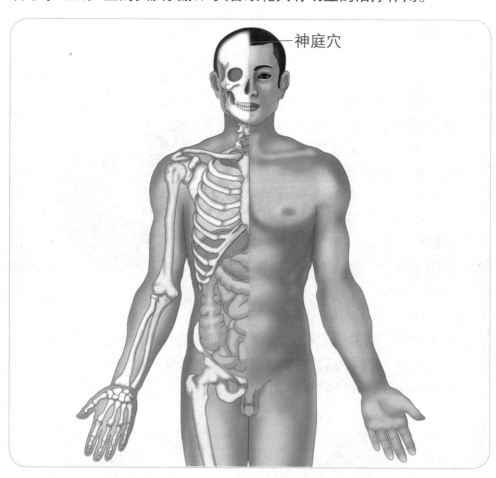

神庭穴

主治穴位：神庭穴

★精准定位

在头前部，前发际正中直上 0.5 寸。

★穴位一点通

1. 正坐位或仰卧位，在头前部，前发际正中直上量约半横指处，按压有酸胀感。

2. 正坐位或仰卧位，可先取百会穴，再向前 4.5 寸处，按压有酸胀感。

★操作手法

用拇指或中指以较强的力点按 10 次，然后再顺时针揉动 20 圈左右，逆时针揉动 20 圈左右即可。按揉时间 2～3 分钟，直到有酸胀感为宜，每天 1～2 次。

贴心管家

克服失眠，需要创造舒适的睡眠环境

（1）适宜的温度和湿度：卧室的温度不应太高或太低，太高的温度使人烦躁，不易入睡；温度太低也影响睡眠。因此，卧室的温度以 20℃ 左右为宜。卧室的湿度应在 60% 左右，湿度过高，人会感觉不舒服；湿度过低，则容易引起咽喉和鼻腔干燥不适。

（2）卧室要安静：应采取一些方法减少室内的噪声，如可以采用隔音墙、隔音地板、隔音玻璃等。

（3）光线要柔和：过强的灯光容易使人兴奋，不易入睡，或睡眠不安稳。所以，卧室的光线不要太强，可以挂上较厚的窗帘以防止室外光线进入。

第六章 活『穴』活用，走出亚健康状态

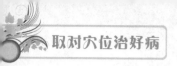

空调病找印堂

夏天天气炎热，人们在享受空调带来的凉爽和舒适的同时，也带来了"空调病"。空调病指长时间在空调环境下工作学习的人，因空气不流通，出现鼻塞、头昏、打喷嚏、乏力、记忆力减退等症状，严重者可引起口眼歪斜。老人、儿童的身体抵抗力低下，空调冷气最容易攻破他们的呼吸道防线。

印堂穴，属经外奇穴。该穴具有镇静安神、明目通鼻之功效。按摩印堂穴有助于推动督脉气血运行，缓解感冒头痛、鼻部不适等症状。

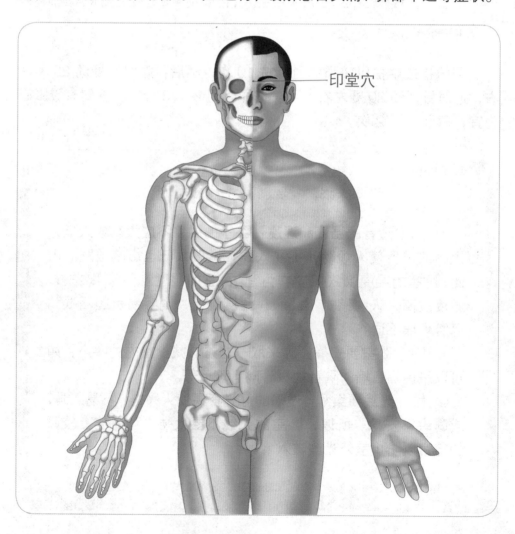

印堂穴

主治穴位：印堂穴

★ 精准定位

两眉头连线的中点。

★ 穴位一点通

正坐或仰靠、仰卧姿势，在面部，两眉头连线的中点凹陷处，按压有酸胀感。

★ 操作手法

将中指放在印堂穴上，用较强的力点按 10 次。然后，再顺时针揉动 20 ~ 30 圈，逆时针揉动 20 ~ 30 圈即可。每日 1 ~ 2 次。

贴心管家

赶走空调病，喝点红糖姜汤

取生姜 10 克，红糖 15 克，将生姜洗净切成片，用开水泡 5 分钟，文火煮 3 分钟，加入红糖调溶，代茶饮。生姜具有发汗解表、温胃止呕、解毒的作用。在空调房间里待久了，生姜能及时排除体内寒气，消除因机体寒重造成的各种不适。而红糖可以改善姜汤的辛辣之味，还可以起到活血化瘀、调经等作用。

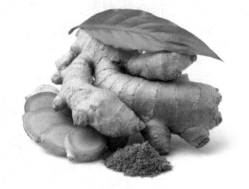

第七章
用好身体妙药，
滋养脏腑不生病

现在很多人整日疲惫不堪，虽大病不犯，但小病不断。这主要是不会保养日夜不停地为我们工作的脏腑之故。如何养护脏腑呢？其实，人体脏腑器官在身体都有对应的腧穴，对其进行有效刺激，就达到了保养相关脏腑的作用，从而有效增强脏腑功能，达到延年益寿的目的。

养心安神按心俞

中医认为，心主血，主神志，在液为汗，在体合脉，其华在面，开窍于舌。人精神情志的异常波动，血管收缩、舒张功能紊乱，以及多汗，面色苍白、无泽，语言困难等诸多问题，都与心有关，皆可取心俞穴进行治疗。按摩心俞穴，具有宽胸理气、通络安神的作用。

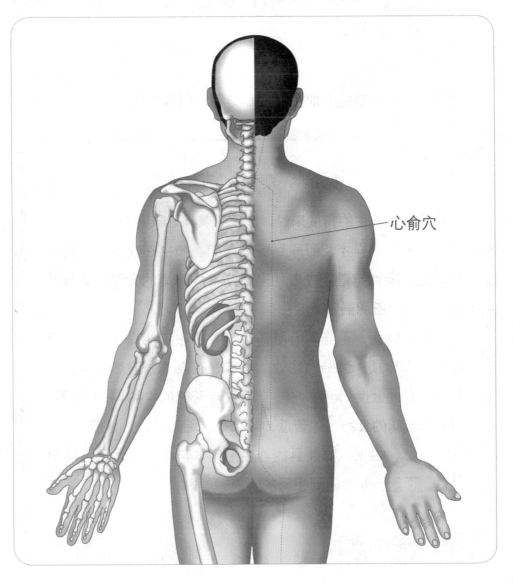

心俞穴

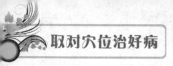
主治穴位：心俞穴

★精准定位

在脊柱区，第5胸椎棘突下，后正中线旁开1.5寸。

★穴位一点通

肩胛骨下角水平连线与脊柱相交椎体处，往上推2个椎体，下缘旁开2横指处，即是心俞穴。

★操作手法

用拇指或中指按揉心俞穴3～5分钟，每天按揉2～3次。

贴心管家

心喜苦，夏季养心宜苦味

从健康养生的角度来说，饮食要兼具五味（苦、酸、甘、辛、咸），这样才能照顾到五脏六腑。如果在饮食上我们经常偏重于某种味道，或者从来不吃某种味道的食物，会导致五味失调，脏腑器官就会生病。

中医认为，苦味入心脏，苦味食物不仅能提高食欲，还具有清心除烦、醒脑的功效。尤其是在夏季，湿热邪盛，容易使人心火上炎、胃纳欠佳，此时喝点苦味的饮品，如苦丁茶，或吃点苦味的食物，如苦瓜、苦菜等，能清心火、健脾胃。

当然，根据五味兼具的养生原则，苦味食物也不可吃得过多。否则，就会起到相反的效果。

疏肝解郁按肝俞

中医认为，肝主疏泄，如果肝气疏泄不利，条达失宜，气机失调，则气血紊乱，或滞而不爽，或亢而为害。《黄帝内经》将肝比喻为身体的"将军之官"，它肩负着化解血液中各种意图侵犯人体的毒素以及承担情绪上的种种压力的重大使命。所以，要想长寿，养肝不可忽视。

日常生活中，可以通过按揉肝俞穴的方式保护肝脏，肝俞穴是养护肝脏的特效穴位，经常按揉此穴，可以起到补肾养肝、益气活血的

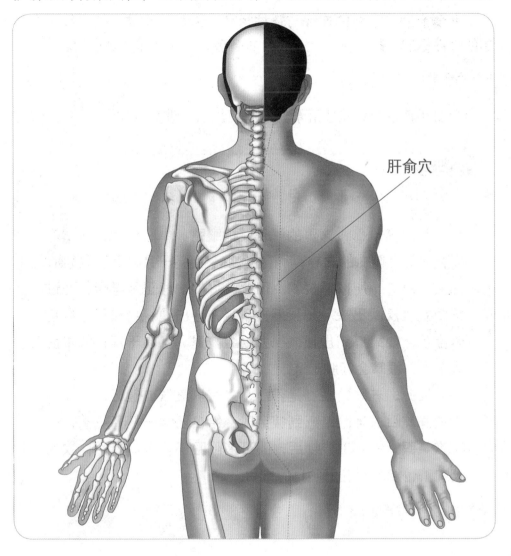

肝俞穴

第七章 用好身体妙药，滋养脏腑不生病

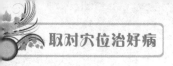

作用。

主治穴位：肝俞穴

★精准定位

在背部，第9胸椎棘突下，后正中线旁开1.5寸。

★穴位一点通

两侧肩胛骨下缘的连线与脊柱相交处为第7胸椎，往下数2个突起的骨性标志（即棘突），其下左右各旁开1.5寸即是肝俞穴。

★操作手法

每日用拇指指腹按压肝俞穴5秒后放松，重复5次。

贴心管家

养肝护目，每天一杯菊花茶

肝开窍于目，这里的"目"指眼睛。中医认为，眼睛需要依赖肝之阴血的濡养，而肝的经脉又上行于目，眼睛得气血、津液之濡养，所以能视物。因此，肝的功能正常与否，通过眼睛就能反映出来。如果肝血不足，会出现视物模糊、夜盲等症状；如果肝阴虚损，视力就会减退，容易干涩；如果肝火上炎，眼睛会红肿。

因此，养眼的关键是养肝，只有肝之气血健旺，才能养出明眸美目。当眼睛感到疲劳时，给自己泡一杯菊花茶，以蒸汽熏眼，2～3分钟后，即可消除眼部疲劳。当然，饮用菊花茶也能起到养肝明目的作用。

养脾健脾按脾俞

《景岳全书》记载："血者水谷之精也。源源而来，而实生化于脾。"由此可知，脾是气血生化的源头，人体脏腑百骸都要靠脾来濡养。所以，有脾为"后天之本"的说法。因此，脾康健，脾气就充沛，人就有朝气。

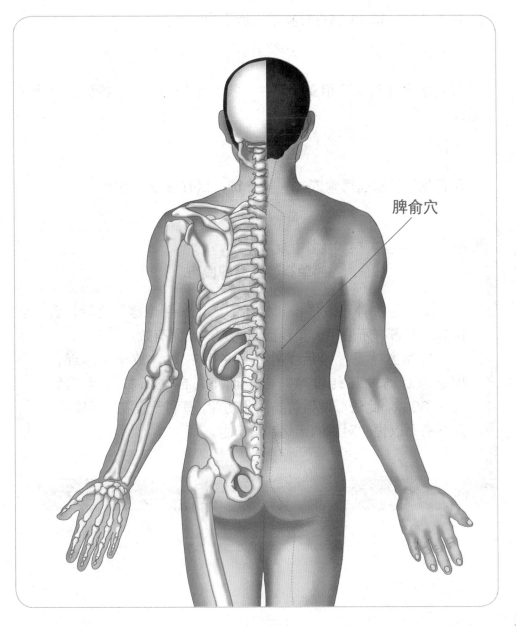

脾俞穴

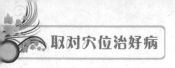

养脾护脾，应常按脾俞穴，脾俞穴具有健脾和胃、利湿升清的作用。

主治穴位：脾俞穴

★精准定位

在下背部，第 11 胸椎棘突下，后正中线旁开 1.5 寸。

★穴位一点通

肚脐水平线与脊柱相交处，往上推 5 个椎体，其上缘旁开 2 横指即是脾俞穴。

★操作手法

用拇指指腹按压脾俞穴 1～3 分钟，以有酸胀感为度。

贴心管家

简单有效的健脾良方

唐代医家孙思邈提出"饭后即自以热手摩腹"之后，后世养生家多有所沿用，实践证明此方法行之有效。

具体方法是：饭后 1 小时，将手搓热，放于上腹部，按顺时针方向环转推摩，自上而下，自左而右，可连续 20～30 次。此法可增强胃肠消化功能，有利于腹腔血液循环。只要持之以恒，对脾的运化功能有益。

养胆护体找胆俞

　　胆居六腑之首，与肝相络属，构成表里关系。胆为中精之府，内藏纯粹、清净之精微物质，即胆汁。胆汁味苦，黄绿色，由肝之余气所化生。胆汁生成后，汇集于胆腑，后注于小肠，参与食物的消化，是脾胃运化功能得以正常进行的物质条件。

　　养胆护胆找胆俞穴，胆俞穴属足太阳膀胱经，主治胆经疾病，如胆囊炎、胆结石等。

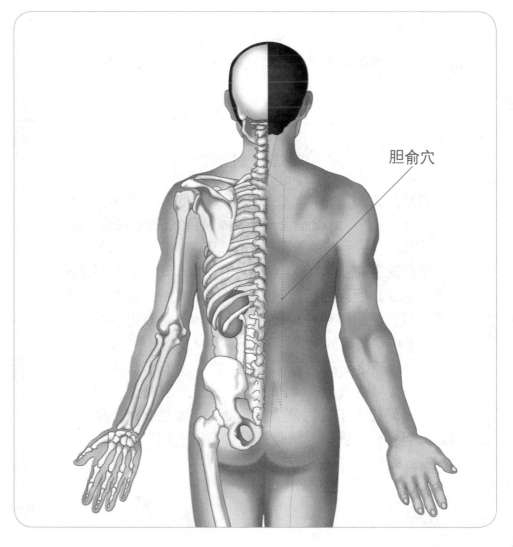

胆俞穴

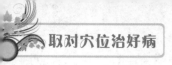
主治穴位：太渊穴

★精准定位

在脊柱区，第 10 胸椎棘突下，后正中线旁开 1.5 寸。

★穴位一点通

肩胛骨下角水平连线与脊柱相交椎体处，往下推 3 个椎体，下缘旁开 2 横指处，即是胆俞穴。

★操作手法

用拇指点压胆俞穴 2 ~ 3 分钟，每分钟约 100 次，每日 1 次。

贴心管家

子时前入眠，对养胆有益

自然界遵循着生成、生长、收敛、收藏的顺序，人也一样要"因天之序"，就是说一定要因循自然规律养生。其中，顺时睡眠是养护胆腑的重要一条。

子时就是晚上 23:00 至凌晨 1:00 这个时段。此时是胆经当令，也就是胆经的运行时间或者排毒时间，我们需要做的就是入眠，使胆经更好地运行，让身体的毒素得以排除。子时是一天中最黑暗的时候，阳气开始生发，此时胆气随之生发，全身气血也随之而动。所以，晚上 11 点之前务必入睡。

对于爱美的女士来说，晚上 11 点之前入睡尤为重要，因为这段时间相当于睡的是"美容觉"。如果此时不能入睡，第二天胆汁分泌就少，消化代谢容易出问题，导致的后果就是皮肤晦暗粗糙，缺少光泽。

补肺益气按太渊

《黄帝内经》将肺看作"相傅之官"，这里的"相傅"指宰相，也就是说肺脏是心这位君主的大臣，强调了二者之间相辅相成，不可分割。清代医家周学海编著的《周氏医学丛书》记载："肺藏魄，属金，总摄一身之气。"这句话道出了肺主呼吸之气和一身之气。气是人体赖以生存的重要物质，肺气旺，血行才顺畅。

补肺益气应按太渊穴，按揉太渊穴，可以增强呼吸功能，使肺通气量、肺活量及耗氧量增加。

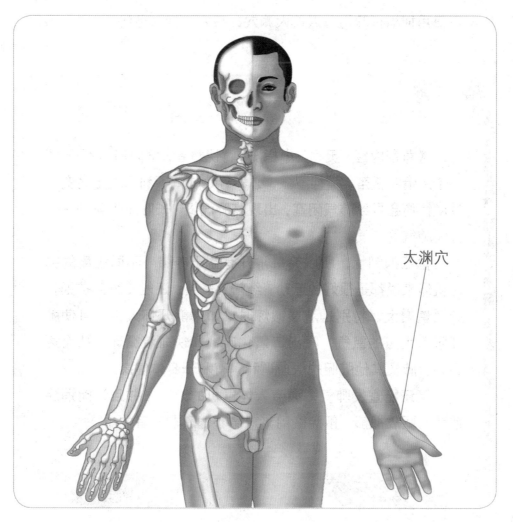

太渊穴

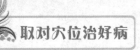

主治穴位：太渊穴

★精准定位

在腕前区，桡骨茎突与舟状骨之间，拇长展肌肌腱尺侧凹陷中。

★穴位一点通

掌心向上，腕横纹外侧摸到桡动脉，其外侧即是太渊穴。

★操作手法

每日用拇指指腹用力点按太渊穴，每穴按揉3分钟。

贴心管家

悲伤肺，养肺需笑口常开

《黄帝内经·灵枢》中指出："忧愁者，气闭塞而不行。"一个人情绪低落，精神不振，必然导致肺气不利而发生病变，过度忧伤会导致肺气闭塞，出现胸膈满闷、长吁短叹等症状，影响肺气的宣发。

喜能抑制忧，所以笑口常开有益于养肺。不同程度的笑对机体来说都是很好的运动，经常笑一笑，还能使胸部扩张，肺活量增大，特别是清晨锻炼时，如果能开怀大笑，可使肺部吸入大量的氧气，呼出二氧化碳，加快血液循环，从而达到心、肺及其他脏腑的气血调和，有利于身体健康。

笑还能宣发肺气，调节人体气机的升降，并且还能消除疲劳、驱散抑郁、解除胸闷，对身心健康非常有益。

保健肾脏找飞扬

　　肾是先天之本，其中储藏着人体的元气。肾主藏精，即先天之精和后天之精。先天之精源于父母之精，后天之精来自脾胃的"水谷之精"。这是维持人体生命活动的物质基础。肾精充沛意味着身体健康，肾精不足表明人体处于虚弱状态。

　　保养好肾脏离不开对飞扬穴的刺激，飞扬穴是足太阳膀胱经的络穴，也就是说，膀胱经在该穴位处发出分支联络肾脏。按揉该穴位，可以同时保健肾脏和膀胱两个脏腑。飞扬穴位于小腿正中间稍偏外下方处，按之能使人扬步似飞。按揉飞扬穴，不但能治疗腰腿疾病，还能治疗头痛、目眩等疾病。

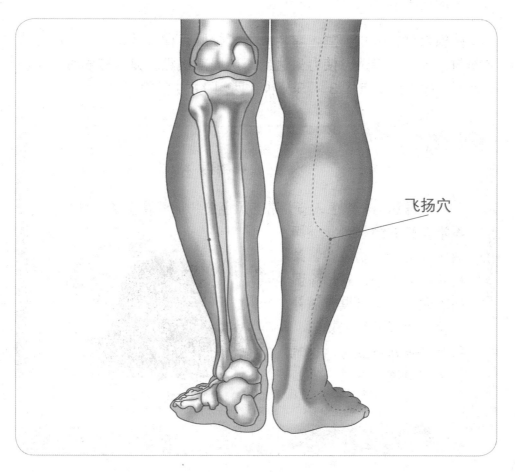

飞扬穴

主治穴位：飞扬穴

★精准定位

在小腿后面，当外踝后，昆仑穴直上7寸，承山穴外下方1寸处。

★穴位一点通

1.正坐垂足或俯卧位，小腿后面，昆仑穴直上7寸，承山穴外下一横指，按之酸痛明显处即为本穴。

2.正坐垂足或俯卧位，小腿后面，腘横纹中点与外踝尖连线的中点，再向下方外侧量1寸处，可触及一凹陷处，按压有酸胀感即为本穴。

★操作手法

被施术者俯卧位，施术者用大拇指指腹点揉飞扬穴。点揉的力度要均匀、柔和、渗透，使力量达到深层局部组织，以有酸痛感为佳。早晚各一次，每次点揉3～5分钟，两侧飞扬穴交替点揉。

贴心管家

多吃黑色食物能养肾

中医认为，黑色入肾，常吃黑色食物能养肾护肾。例如，黑米具有滋阴补肾、健脾活血、明目的功效，紫菜具有补肾养心、解烦除湿的功效，黑芝麻具有滋补肝肾、养肝明目的功效，乌鸡具有补肝益肾、益气补血的功效。

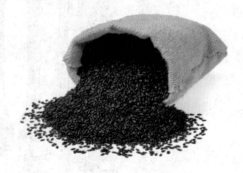

增强胃动力按胃俞

《黄帝内经》记载，胃是"仓廪之官"，因为它掌握着食物的受纳与腐熟，并主通降。也就是说，胃既能容纳水谷，又能腐熟水谷，它通过脾的运化以供给人所需要的营养。对于人体来说，胃就是一部供给生命能量的机器，只有呵护好它，才会为人体提供源源不断的能量。

胃俞穴可以看作是胃的排毒通道。进行指压或按摩可增强胃的功能，尤其对治疗肠胃慢性疾病效果更明显。

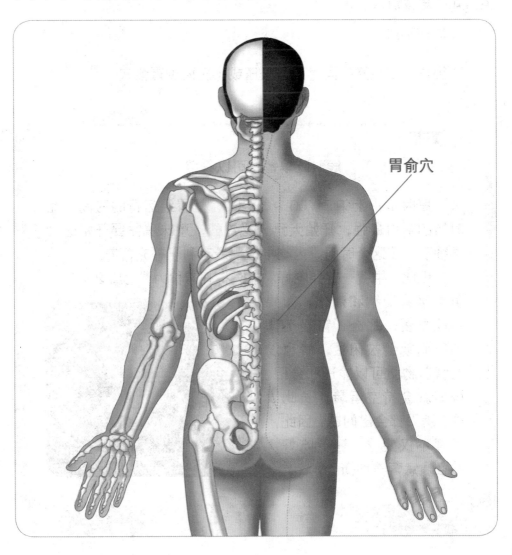

胃俞穴

135

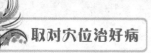
主治穴位：胃俞穴

★精准定位

在下背部，第12胸椎棘突下，后正中线旁开1.5寸。

★穴位一点通

肚脐水平线与脊柱相交椎体处，往上推4个椎体，其上缘旁开2横指处即是胃俞穴。

★操作手法

取卧位，双手拇指同时用力按压或揉压两侧胃俞穴。

贴心管家

辰时吃早餐，可以养胃气

辰时是指上午7：00 ~ 9：00，是胃经运行的时间，此时胃的活力最强，开始大量分泌胃酸，意味着需要开始进食早餐了。在这个时间段内吃早饭，最有利于补充营养。

因此，早餐一定要吃好。中医将脾胃称为"仓廪之官"，负责掌管受纳和消化。如果不吃早餐，那么，胃经工作的时间就会被闲置，脾也没有营养物质可以输送和分配，脾胃就会持空运转，长此以往，脾胃都会出问题。因此，早餐不仅要吃，还要吃好，并且注意营养均衡。

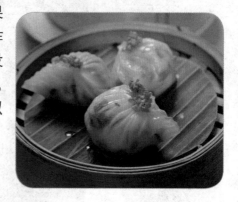

调理肠道找手三里

《千金要方》记载："小肠者，受盛之腑也，号监仓吏。大肠者，为行道传泻之腑也。" 中医认为，小肠犹如接受和分配营养的"巧厨娘"，主管吸纳饮食水谷的精微物质，从而满足人体对精微物质的需求。大肠相当于负责转运物品的官员。大肠传导的过程，就是营养物质在大肠中进行最后的过滤，把营养物质彻底吸收利用，把糟粕排出体外。

要想肠道健康，可以常按手三里穴。手三里穴是大肠经上的重要穴位，经常按揉该穴，可以健脾助运、清热明目，对消化系统、运动系统疾病治疗效果显著。

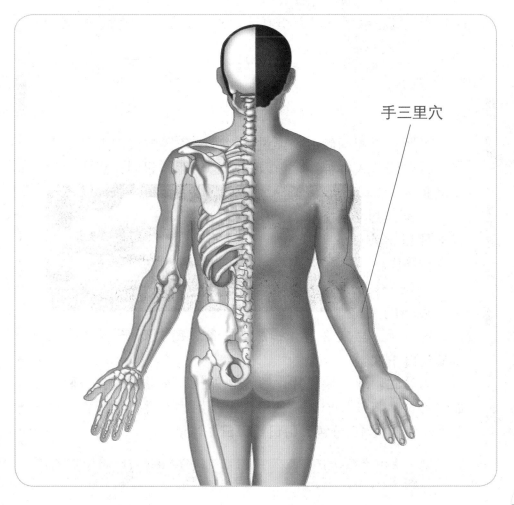

手三里穴

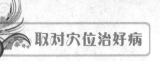
主治穴位：手三里穴

★精准定位

位于前臂背面桡侧，当阳溪与曲池连线上，曲池穴下 2 寸。

★穴位一点通

患者采用正坐、侧腕、伸直前臂、曲肘的取穴姿势，手三里穴位于前臂，手肘弯曲处向前 2 指处，在阳溪与曲池连线上。

★操作手法

用拇指指腹按揉手三里穴 100 ~ 200 次，以局部有酸胀感为度。

贴心管家

养护肠道的妙招

当肠胃出现问题时，通过药熨、艾灸等方式刺激手三里穴，可以调节人体神经系统及内分泌功能，起到扶正祛病、提高免疫力的作用。具体可以按照以下方法进行操作。

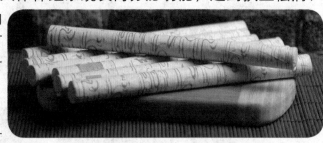

方法一：手持点燃的艾条，距离手三里穴 2 厘米，悬空施灸。每次灸 15 分钟，每日或隔日 1 次。

方法二：取一块姜片，厚约 2 厘米，将艾绒放在上面。取仰卧位，将姜片放在手三里穴上，用香点燃艾绒，施行隔姜灸。每次灸 15 分钟，每日或隔日 1 次。